I0555384

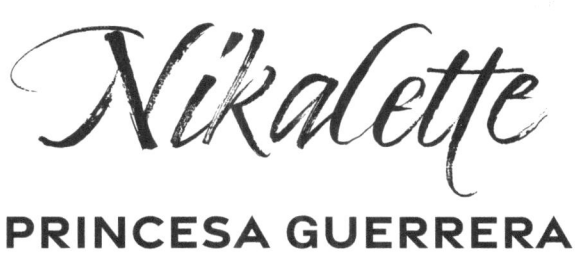

PRINCESA GUERRERA

Y SU LUCHA CONTRA LA EPILEPSIA

LILIA SIMENTAL

*DERECHOS DEL AUTHOR **2024***

COPYRIGH

Todos los derechos reservados

All rights reserved

Prefacio derechos 2023 Margaret Waskiewiesz y Karen Valencia

Foreword copyright 2023 Margaret Waskiewiesz and

Karen Valencia

Todos los derechos reservados All rights reserved

ISBN: 979-8-9873774-3-7 (Print)

979-8-9873774-4-4 (EBook)

Diseño de Cubierta del libro 100 Covers

Cover design

Formateo Interior y diseño del Libro 100 Covers

Interior design

Impreso en los Estados Unidos de América

Printed in the United States of America

Editor Gerardo Cruz

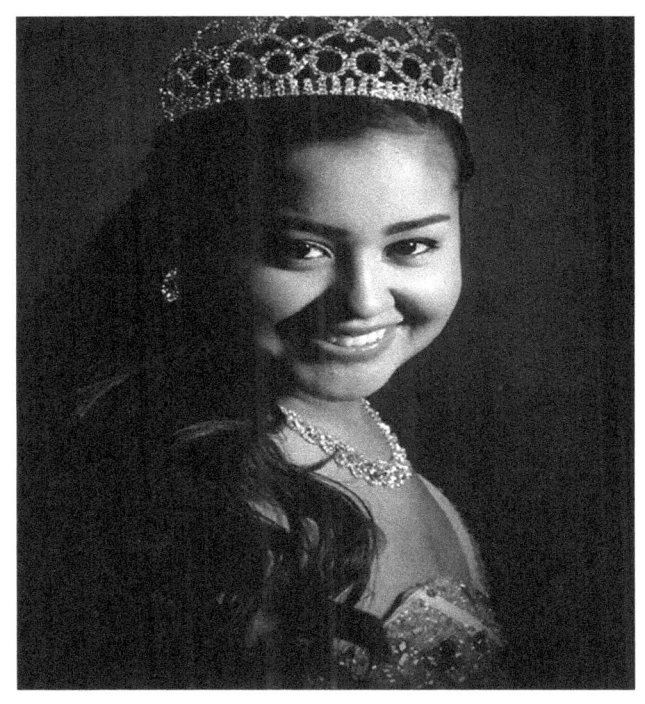

Nikalette Princesa Guerrera y su Lucha Contra La Epilepsia

Prefacio

Me siento honrada de tener la oportunidad de comentar sobre este libro. He trabajado estrechamente con la autora, Lilia Simental, durante más de 30 año en el hospital de Rush Universidad y Centro Médico en Chicago, IL. Lilia es una madre amorosa, una abuela muy querida y dedicada, con profesión enfermera, gerente respetada es una enfermera registrada muy compasiva. Lilia se encuentra entre la élite de ¨Who's Who in American Nursing¨. Ella fue ganadora de este premio, al igual que también ha sido ganadora de múltiples otros reconocimientos de enfermería debido a su alto desempeño como líder y mentora sobresaliente en la enfermería. Más aún, es una excelente enfermera clínica, superior en las áreas de: rehabilitación, geriatría, enfermería médica, enfermería quirúrgica, salud comunitaria y catedrática instructora de las ciencias de la enfermería.

Este libro de memorias rinde un homenaje a la nieta adolescente de Lilia, Nikalette, quien murió trágicamente de epilepsia a los 17 años. Aquellos afectados por la epilepsia saben que la epilepsia es una enfermedad crónica. Los que padecen de esta condición con frecuencia toman medidas para protegerse de la intimidación, discriminación, la vergüenza incómoda y el ridículo doloroso. Estas memorias iluminan las luchas de Nikalette y de su familia. Las personas con epilepsia y sus familias pueden obtener fuerza sabiendo que existe un terreno común y que no están solos este libro será de gran ayuda a todos los lectores.

En la corta vida de Nikalette, ella se convirtió en una notable líder de su escuela secundaria al ser mentora de sus compañeros. También fue un modelo a seguir debido a sus altos valores morales y éticos. Su joven vida se destacó al ser coronada princesa puertorriqueña en agosto del 2017 en Aurora, IL. Aurora es un suburbio de Chicago. Ella representó a la ciudad de su padre conocida como Yabucoa, Puerto Rico. Nikalette era una hermosa adolescente y madura más allá de sus años. Ella será una inspiración para el lector. La fuerte fe en Dios y espiritualidad de su familia son características distintivas que siempre los ha apoyado desde el diagnóstico de epilepsia y durante la adolescencia de Nikalette. En la vida y en la muerte, Nikalette nos enseñó cómo un fundamento espiritual y una fe profunda en Dios, nos guía en un camino honorable para alcanzar metas, elevar a otros a creer en sí mismos, y lograr lo extraordinario y a través de la perseverancia con un corazón cálido y compasivo.

Margaret Waszkiewicz MS. RN. CRRN, CNA-BC, enfermera retirada en el 2019. Líder de enfermería galardonada, clínica, rehabilitación y orador Magnet de enfermería en Chicago, Illinois.

Prefacio

Me pidieron que describiera mis pensamientos sobre la propia autora, Lilia Simental. La conocí en febrero del 2020. Desde ese día hemos trabajo en grupos familiares. Me sorprendió la petición y no sabía qué palabras escribir para poder expresar a Lilia positivamente sin que fuera la descripción demasiada larga. Tuve que pensar profundamente y resaltar sus logros más significativos. Es una persona fuerte y admirable. Una de las cosas por las que es muy respetada es su determinación; no permite que nada ni nadie le impida alcanzar sus metas. También es de mente abierta, inclusiva, tranquila y orientada a su familia y otros. Ella es una líder dentro de los muchos roles en los que está involucrada; ella proporciona herramientas y predica con su ejemplo. Es activa en la comunidad de su iglesia y trabaja de enfermera voluntaria. Además, disfruta al ofrecer su tiempo como voluntaria ayudando a otros, especialmente a las personas vulnerables.

Lilia es una RN, MSN, CRRN jubilada. Trabajó más de 30 años en el Centro Médico de la Universidad Rush en Chicago, y ha sido reconocida con múltiples premios de enfermería y por su servicio a la comunidad. Fue instructora catedrática de enfermería de tiempo parcial en el colegio de Waubonsee Community College y en la Universidad de Aurora aproximadamente entre los años 1990 hasta el 1994. Sin embargo, Lilia comenzó como estudiante en Waubonsee Community College Sugar Grove Ils y se graduó en 1981. Completó su licenciatura en 1983 en la Universidad Rush y terminó su maestría en 1990, en la Universidad de Aurora, todos los estudios en enfermería. Antes de estudiar en Estados Unidos, Lilia estudió enfermería y magisterio en México. Ella estudió etimologías griegas, latín e introducción al inglés, lo que le ayudó a adaptarse a las clases difíciles de enfermería en los Estados Unidos.

Desafortunadamente, ella estaba entre las pocas mujeres hispanas en el programa de enfermería en Estados Unidos. Sufrió discriminación, pero eso no le impidió continuar con sus estudios superiores. En todo caso, esto fue una de sus motivaciones para seguir adelante; mucha gente dudaba de ella. Enfrentó barreras idiomáticas y culturales, pero fue recompensada con excelentes calificaciones y reconocimientos. Cuando alguien tiene una pasión, no deja que nada ni nadie le impida a tener éxito.

Lilia y su esposo de más de 50 años, Juan, se conocieron en México. Después de casarse, emigraron a los Estados Unidos. Tienen tres hijos adultos, diez nietos y tres bisnietos a quienes disfrutan amarlos y cuidarlos. Lilia proviene de una familia de profesionales y religiosos con la filosofía de ayudar a los demás y ser activos en el servicio comunitario. En general, Lilia es una mujer muy espiritual y cree firmemente que su conexión con Dios ha sido la razón número uno por la que es una persona exitosa.

Karen Valencia, MSW, Trabajadora social, postgrado en la Universidad de Chicago, IL.

Contenido

Dedicación

Soy Lilia Simental, la abuela de Nikalette. Me gustaría dedicar este libro a la presencia de Dios en nuestras vidas y agradecerle por los increíbles 17 años, dos meses y cuatro días que Nikalette Yliana Simental-Rivera estuvo presente con nosotros. Ella seguirá siendo nuestra princesa Yabucoa Puerto Rican, puertorriqueña mexicana, americana, y una niña extraordinaria.

Esta historia es de la vida real, y compartiré mi propia experiencia como abuela y enfermera de la vida de mi nieta Nikalette. Ella fue una guerrera que impactó a los demás con su personalidad cálida, encantadora, compasiva y dinámica. Ella ayudó a otros estudiantes de muchas maneras durante su corta vida. Definitivamente marcó una diferencia en la vida de los demás. Nikalette sufría de epilepsia con convulsiones nocturnas de Grandmal tónico-clónico. Esta condición fue la que la llevó a su muerte repentina e inesperada.

Dedicamos también este libro a todas las personas que sufren de epilepsia, sus familias, sus seres queridos, sus cuidadores, sus médicos, sus enfermeras, sus maestros, sus amigos, compañeros de clase. Como también a mi familia y a la comunidad de Aurora, Illinois, un suburbio de Chicago, IL. Ellos fueron los que me ayudaron enormemente con recuerdos, anécdotas, poemas y amor hacia Nikalette. Juntos pasamos el proceso del duelo, y ellos añadieron testimoniales a este libro para compartir con todos ustedes los lectores.

El propósito de este libro primeramente es hacer un homenaje a Nikalette. Ella vivió su vida al máximo potencial como buena adolescente católica cristiana a pesar de que su batalla contra la epilepsia era diaria. Otro propósito es mejorar el conocimiento y las habilidades del cuidado de personas con epilepsia para prevenir o limitar las lesiones peligrosas o la posible muerte súbita, como le sucedió a Nikalette. Además, también es presentar datos de investigación actuales para el duelo en la pérdida de un ser querido, de una manera saludable, con la presencia de Dios, y adhiriendo así mi propia experiencia como enfermera registrada.

Finalmente, este libro presenta una biografía de una hermosa, humilde, adolescente Nikalette, que hizo mucho en su corta vida. Que con su ejemplo inspiró a otros a seguir adelante a pesar de las dificultades en esta vida.

Introducción

Soy una mujer muy positiva. Creo apasionadamente que Dios se llevó a Nikalette al cielo muy temprano en su vida para evitarle más sufrimiento y dolor que provenía de la epilepsia. Ella padeció de esta enfermedad crónica durante más de nueve años.

Isaías 57: 1, 2 "Los justos han perecido, pero nadie lo toma en serio; Los firmes son barridos, mientras nadie entiende. Sin embargo, los justos son sacados de la presencia del mal, y entran en paz; descansan sobre sus sofás, los sinceros, que caminan en integridad."

Esta historia está ilustrando nuestra fuerte fe en Dios como familia. Sin Dios no somos nada, estamos totalmente vacíos. Nuestra fe en cristo nos ayuda a seguir adelante sin flaquear en momentos difíciles, como la pérdida de un ser muy querido. Nos ayuda a mejorar nuestra confianza en Jesucristo, uniéndonos como familia, con amigos y con nuestra comunidad de Aurora, un suburbio de Chicago, IL. Durante la separación de un ser extraordinario, mi querida nieta, Dios nos ayudó a aliviar un dolor insoportable causado por la muerte repentina de

Nikalette. Ella realmente es una guerrera. Hasta logró ser Miss Yabucoa, Primera Princesa, puertorriqueña, del año 2017-2018, en la ciudad de Aurora en el estado de Illinois.

Sé que Nikalette, mi nieta, quería compartir sus experiencias de su vida con el mundo entero. Era una joven muy hermosa con una sonrisa alegre, compasiva, inteligente, extrovertida y dulce. Ella amaba a la gente, y es una persona a la que todos deberíamos emular. Era extremadamente espiritual y productiva, y desde una edad temprana logró muchos éxitos al mismo tiempo que luchaba contra la epilepsia.

CAPÍTULO I

Súbitamente

Nikalette, mi nieta una adolescente amorosa, e inteligentísima murió el 10 de mayo de 2018. Murió repentinamente mientras dormía, después o durante una convulsión, a la edad de diecisiete años. Mis sentimientos de culpa, desaliento, duda, inmenso dolor y sufrimiento por la separación de mi nieta, me afectaron hasta el punto de que no pude volver a trabajar como enfermera en ningún entorno clínico. Por un largo tiempo, no pude regresar a mi trabajo que siempre ha sido mi pasión. Había trabajado a tiempo completo durante más de 30 años en el Centro Médico de la Universidad de Rush en Chicago, Illinois y en otros sectores de salud.

Aprovecho esta oportunidad para pedirle perdón a Dios y a Nikalette porque no le salvé la vida después de más de cuarenta años de experiencia de enfermería cuidando a pacientes. Tengo esta tragedia en mi mente muy a menudo al principio era constantemente, ahora es de vez en cuando me he recuperado, dicen que Dios y el tiempo curan las heridas y es cierto. En cuanto al tiempo que ha pasado desde su muerte, mi vida empieza a volver a la normalidad después de dos a tres largos años. Puedo decir que finalmente he logrado la aceptación. Me pregunto si tal vez hubiera estado en su habitación más temprano ese día, podría haberla salvado. Fue esa experiencia difícil y traumática, más el dolor insoportable y la pena de su pérdida, lo que me motivó a escribir este libro. Mi querida nieta era como una hija para mí, así que quise darle un homenaje a Nikalette.

Siento que escribir este libro es parte de mi obligación, al igual que me ayuda a aliviar mi dolor emocional. También me ayuda a procesar mis sentimientos de culpa, fracaso, desesperación, frustración e impotencia. Pasé muchas horas de estrés por no poder salvarle la vida a Nikalette después de hacerle reanimación cardiopulmonar (RCP) durante mucho tiempo. Pero al mismo tiempo, siento que esta experiencia puede ser capaz de ayudar a otros con un evento tan traumático y similar a mi propia experiencia.

Ese día, el 10 de mayo, me sentía mal desde que me desperté temprano por la mañana. Tenía síntomas parecidos a los de la gripe. Tenía dolores y molestias en el cuerpo y una ligera congestión en el pecho, un poco de tos y catarro. Aun así, me levanté muy temprano e hice todo lo posible para preparar a mis nietos para ir a la escuela. Bebí líquidos, tomé pastillas para mis síntomas y para mi dolor de cabeza y seguí adelante con mi rutina diaria. Preparé el desayuno, el almuerzo y la cena. Llevé a Nikalette a la escuela a las 7:30 de la mañana después de hacer nuestras oraciones matutinas. Luego regresé a las 3 de la tarde para recogerla de su escuela secundaria, la preparatoria Aurora West.

Nikalette se veía muy cansada, así que le dije que se fuera a casa y que tomara una siesta, pero ella se negó. Quería hacer actividades y mandados conmigo durante tres horas. Me dijo, «Tengo una cita para ver una casa para mi madre». Se refería a su mamá, quien es mi hija Sandy. Mi hija Sandy estaba buscando comprar una casa para ella y sus cuatro hijos. Todos ellos se vinieron a vivir con mi esposo y conmigo desde el 2015 hasta noviembre 2018. Estuvieron viviendo en nuestra casa temporalmente aproximadamente tres años.

Fuimos a ver una casa en venta en Montgomery, un pueblo adyacente a Aurora. Nikalette le había prometido a su madre que iría conmigo a ver la casa. Fuimos a Montgomery y vimos la casa por dentro y por fuera. Con gente que todavía vivía en la casa y perros enjaulados en el sótano, entramos a la casa. Nikalette fue directamente a los perros y jugó con ellos por unos momentos. Parecía feliz jugando con ellos. Luego estaba platicando por teléfono con su amiga Mónica, una de sus mejores amigas. Estaba contándole sobre la casa que visitamos. Le dijo que, si conseguíamos una casa en Montgomery, Illinois, significaría que tendría que asistir a Oswego High School, o sea que, ella asistiría a una escuela nueva en otra área.

Mi hija se fue a trabajar alrededor de las 6 de la tarde. Nikalette y Sean, su hermano menor, cenaron y ambos se fueron a su habitación en el segundo piso para hacer la tarea. Llevé a Angelina, su hermana menor, a la casa de su amiga para hacer un proyecto escolar. El hermano mayor de Nikalette, Sam Anthony, vino de su trabajo, cenó y fue al gimnasio alrededor de las 8:30 pm. Mi esposo comió una cena tardía conmigo alrededor de las 9:15 pm. Todavía estaba con dolores y molestias en mi cuerpo, sintiéndome como síntomas de gripe. Tomé un medicamento en ese momento para el dolor de cabeza. Sean fue con un amigo de la escuela afuera para jugar baloncesto. En mi casa siempre había muchas personas y estudiantes que venían a ver a mis nietos especialmente a Nikalette y hacer tareas escolares, pero ese día todos salieron a hacer actividades fuera de mi casa.

Nikalette estaba tomando una ducha mientras comíamos, así que mi esposo me dijo que se bañaría en el sótano antes de las 10 pm. Estaba yo sentada en la habitación familiar tomando un descanso del ajetreado día considerando que no me sentía bien. Envié un mensaje de texto por mi teléfono a Nikalette. Ella no me respondió, lo cual fue muy inusual. Sentí un dolor en el pecho inmediatamente y me volví muy aprensiva y nerviosa al mismo tiempo. Esta fue una sensación muy extraña, además de la congestión y los dolores artríticos en mi espalda. Entré en pánico. Nikalette siempre respondía a mi texto de inmediato. Cuando no contestó su teléfono, corrí a su habitación en el segundo piso, pero no llevé mi teléfono conmigo. Este fue el peor momento de mi vida. Esta experiencia estará en mi mente para siempre.

Encontré a Nikalette en su cama acostada boca abajo, en posición prona inconsciente sin respirar y sus pupilas estaban dilatadas. La llevé al suelo y comencé la reanimación boca a boca y las compresiones en el pecho. Las compresiones son más efectivas en el piso, que sirve como una superficie firme. Realicé reanimación cardiopulmonar durante un largo período. Mi esposo todavía estaba en el sótano y nadie más estaba cerca para ayudarme.

Parecía que eran horas de estrés, y no minutos, sin poder salvarle la vida mientras realizaba (RCP) reanimación cardiopulmonar durante mucho tiempo. No sé cuánto tiempo pasó, pero cuando estás haciendo RCP a tus seres queridos o a cualquier otra persona por ti mismo, es una situación más estresante. Hice todo correctamente...eso es lo que pienso, pero yo no era yo misma. Estaba en estado de shock en el segundo piso con Nikalette mi nieta inconsciente, sin respirar, sin responder a la RCP. No sabía cuánto tiempo debía tratar de reanimarla. Mi esposo finalmente subió del sótano y llamó al 911. Los servicios de emergencia agregaron más estrés. En cualquier emergencia que se trata de situaciones de vida o muerte, vienen paramédicos y comienzan a hacer muchas preguntas. Al mismo tiempo, los 3 paramédicos se hicieron cargo de la reanimación cardiopulmonar y me pidieron que saliera de la habitación. Lo que hicimos mi esposo y yo, fue irnos a la habitación de al lado con uno de los paramédicos. Sentí alivio de que pudieran ayudarnos a nosotros con Nikalette.

Cuando estás haciendo reanimación cardiopulmonar (RCP) con una persona, te cansas mucho más fácilmente. Es aún más difícil cuando es tu propia familia. Hice todo correctamente. Es lo que yo creo debido a las circunstancias, pero nadie estaba en la habitación conmigo para poder confirmarlo. Estuve en estado de shock durante un período prolongado. No mantuve un registro de los minutos que realicé RCP hasta que los paramédicos vinieron con la ambulancia. Me preguntaron cuánto tiempo le hice la RCP. Hiciste 20 minutos Uno de los paramédicos me preguntó, "¿Hiciste 20 minutos?" Respondí que sí pero no estaba segura porque no miré la hora. Lo que sí sabía es que estaba agotada, lista para desmayarme. Solo quería morirme en ese momento, ya que Nikalette no respondía a ningún estímulo.

Yo no era yo misma con esta situación difícil y estresante. Ahora me arrepiento de no haberme quedado en la habitación para ayudar a los paramédicos. Cuando los vi, sentí mucho alivio de que ellos se hicieran cargo de la reanimación cardiopulmonar porque yo sentía que me iba a desmayar. Uno de los paramédicos nos sacó de la habitación. Estábamos en otra habitación con uno de los paramédicos, y los otros dos paramédicos trabajaron con Nikalette durante otros 10-15 minutos. Luego escuché a alguien decir, ¨Ella se ha ido, tenemos que llamar al forense. Nikalette ha muerto¨.

Yo solamente quería morirme y desaparecer en ese momento. Quería poder irme con mi muy adorable nieta. Se me hacía imposible creer lo que nos sucedió. Mi esposo y yo estábamos en estado de shock. Ambos estábamos tratando de respirar profundamente. Tratamos de orarle a Dios para que nos ayudara a través de esta tragedia catastrófica. También tratamos de consolar a Angelina, que acababa de ser traída a casa por la mamá de su amiguita de escuela.

Pensé que los paramédicos llevarían a Nikalette al hospital y que ella estaría bien. Tuvimos una situación similar en el pasado cuando la llevaron al hospital debido a una convulsión prolongada. Pero esta vez no fue similar. Cuando escuché que mi nieta había muerto, esa noticia me adormeció. Mi cuerpo entero y mi cerebro se volvieron vacíos. Estaba totalmente en estado de shock y negándolo todo. Yo estaba preguntando, "¿POR QUÉ? ¿POR QUÉ? ¿Por qué no pude salvarle la vida?"

Lloré y lloré. Escuché a los paramédicos llamar al forense que estaba llamando a la mamá de Nikalette, mi hija Sandy. Ella estaba trabajando en cuidados críticos médicos en Loyola Medical Center a 45 minutos de nuestra casa. Estaba programada para trabajar en el turno de noche. Ella es una terapeuta respiratoria certificada. Poco después de que los paramédicos llegaron, Sean y Anthony regresaron a casa de sus actividades deportivas. En cuanto supieron lo que había sucedido, comenzaron a llorar a grito abierto. Estaban muy asustados y comenzaron a llamar a familiares y amigos. Abracé a todos mis nietos y a mi esposo. Todos lloramos y lloramos juntos durante horas, pero, aun así, en estado de shock. En pocos minutos, mi casa estaba llena de familiares y amigos, rezando y consolándonos. Luego, el forense vino para llevarse a Nikalette para realizar una autopsia. Antes de llevársela, nos hicieron muchas preguntas. Eran dos personas, un hombre y una mujer. Inmediatamente se apoderaron del teléfono de Nikalette. Todos se dirigían a mí y todo era abrumador. Fue un incidente muy estresante para mí y toda mi familia.

Ese mismo día, el 10 de mayo, el forense le llamó al reverendo Monseñor Padre Robert Willhite de la iglesia de San José. Él es un pastor retirado que ha estado con nuestra familia como guía espiritual y apoyo para nosotros por más de 46 años. El forense le informó de la muerte de Nikalette. También le llamó al Padre Manuel Gerardo Gómez Reza, quien también oró y dijo una misa por nosotros a la mañana siguiente. Ambos sacerdotes dijeron que no podían venir esa noche, pero comenzaron a orar por nosotros. Ambos sacerdotes, el Padre Manuel y el Padre Robert, nos brindaron apoyo emocional y espiritual. Estamos extremadamente agradecidos por su tiempo ya que sin ellos no sabemos cómo podríamos haber enfrentado esta dolorosa experiencia.

Esa noche, traté de componerme pidiéndole a Dios que me diera la fuerza suficiente para seguir ayudando a los demás. Dios siempre lo hizo en el pasado, y estaba segura que me daría mucha fuerza. Estaba llorando con el resto de la familia y los amigos que vinieron inmediatamente a mi casa. Los paramédicos y el forense me hicieron múltiples preguntas. Tenía una niebla mental. Estaba tratando de comprender todo y al mismo tiempo estaba agotada. Este trágico evento fue tan repentino, al igual que extremadamente doloroso y difícil de asimilar para mí. No tenía ningún sentido. Un minuto estábamos todos bien y al minuto siguiente no lo estábamos.

Proporcioné las respuestas correctas a los paramédicos y al forense, pero mi cerebro tenía dificultades al tratar de recordar minuto a minuto los eventos anteriores que ocurrieron durante esta trágica situación. Estaba en estado de shock. Yo no era yo misma. Todos me hacían múltiples preguntas, varias de ellas relacionadas con la actividad convulsiva. Sentía que me iba a desmayar. Tuve que sostenerme de los muebles para apoyarme. Asumí que todo sucedió a las 10 de la noche cuando yo estaba en la sala de estar.

Estuve enferma todo el día. Tenía síntomas de gripe; dolores corporales y dolor en las caderas y las rodillas. No sé cómo yo funcioné ese día. Sólo deseaba morirme ahora que mi nieta había muerto. Escuché a mis nietos llorar, al igual que al resto de la familia y amistades. Traté de sostenerlos en mis brazos. Noté que mi esposo temblaba y estaba extremadamente nervioso. Todos estábamos en estado de shock.

Esa misma noche, después de las once, tuve que llamar al padre Gerardo Manuel Gómez Reza desde la iglesia de Santa Rita. Era un sacerdote joven, muy espiritual y dedicado. Conocía muy bien a Nikalette. Él la preparó para múltiples eventos religiosos como su quinceañera y el Sacramento de Confirmación. Nikalette siempre se confesaba con el padre Manuel.

Nikalette tenía una buena relación con el padre Manuel Gómez. Él hizo oraciones por su velatorio fúnebre en la funeraria Daleiden en Aurora, IL. Él también celebró su misa fúnebre, al igual que los servicios funerarios en el panteón. Nos sentimos muy afortunados de haber establecido una muy buena relación cercana con el Padre Gerardo Manuel Gómez. Lamentablemente, también está en el cielo con Nikalette. Él falleció el 26 de diciembre de 2019. Su diagnóstico final fue cáncer en menos de dos meses de su diagnóstico.

Yo no quería volver a la habitación de Nikalette esa noche que falleció, y muchas más noches después, pero muchos de sus compañeros de clase y amigos sí lo hicieron. Entraban a su habitación cada vez que estaban en mi casa y tocaban la ropa de ella. Ellos lloraban y rezaban en su habitación, y a veces llorábamos juntos. Siento que todo sucedió tan rápido que todos también estaban en estado de shock y negación. Fue tan repentino y extremadamente doloroso que nuestras mentes estaban tan nubladas que éramos incapaces de tomar decisiones.

No dormimos mucho durante varios días planeando los servicios funerarios. Estuvimos casi una semana esperando a que llegara nuestra familia, varios de ellos vinieron de Florida, Texas, México y otros vinieron de otras ciudades de Illinois. Todos los días, teníamos a muchos de sus compañeros de clase, amigos y familiares en nuestra casa aproximadamente doscientas personas nos visitaron por dos semanas. Nos brindaron mucho apoyo emocional, espiritual y amor a todos nosotros. Trajeron comida y flores. Todos oramos juntos. Varias veces, el monseñor Robert Willhite y otros líderes de la iglesia de Santa Rita también vinieron a visitarnos. Todos rezamos el rosario a las 5 o 6 de la tarde durante nueve días. Esas oraciones fueron lo único que me consoló a mí, al resto de mi familia, y a aquellos que se unieron a rezar esos días.

Después de que enterramos a Nikalette, simplemente yo no quería despertarme más y no verla sonreír. Su habitación estaba al lado de mi habitación. Sin embargo, doy gracias a Dios por haberme permitido poder monitorearla de cerca durante la noche con el monitor de ruido conectado a la cama de Nikalette y luego a mi habitación. Muchas noches estuve brindándole atención durante un episodio de su convulsión.

Mayo 10, 2018. Ese día destrozó nuestros corazones en pedazos. Desde ese día, nuestras emociones han sido continuas. Nada ha podido aliviar mi dolor. Sólo sentí alivio cuando asistía a la iglesia para la misa diaria y rezaba el rosario. Mi dolor se aliviaba cuando se lo entregaba todo a nuestro señor Cristo Jesús. Durante este tiempo doloroso, yo pasaba mucho tiempo en la iglesia orando. Fue extremadamente útil para mí y para mi familia estar en oración. Asistir a misa diaria me ayudaba bastante. Por lo tanto, hubo veces que fui tres veces al día a la iglesia. Especialmente cuando sentía deseos de llorar y no podía contener mis emociones, ir a un lugar sagrado y estar en la casa de Dios y la virgen me aliviaba mi dolor inmenso esas primeras semanas.

Unos días después de la partida al cielo de Nikalette, descubrimos por los compañeros de clase que Nikalette tenía mucho estrés durante ese día que murió. Nosotros no sabíamos que estaba muy estresada. El día que Nikalette murió, una de sus amigas cercanas le dijo que su novio había sido visto con otra chica. Ese mismo día, Nikalette también tuvo dos exámenes en la escuela, y se enteró de que su tío Pucho, el hermano de su padre, había tenido un accidente. Ella quería a su tío Pucho como si fuera su padre. El estrés puede causar una convulsión, y eso fue lo que le ocurrió a Nikalette. Ella tomó dos exámenes escolares e hizo una presentación en español.

Dos días antes, de su fallecimiento Nikalette compartió conmigo, por medio de su computadora, la presentación que planeaba dar en su clase de español. Cuando abrió las páginas, sentí una sensación muy extraña. Tuve como un presentimiento. En su presentación, ella describía un paraíso verde hermoso, luminoso como el Reino de Dios donde todo es tranquilidad. Nunca antes había visto algo similar. Entonces ella me vio a mis ojos y notó que yo estaba asombrada y asustada. Supo que yo estaba nerviosa, como que algo iba a pasar. Me dijo que era una parte hermosa de Sudamérica, posiblemente unos jardines, lagos de Perú o Ecuador, y que algún día ella visitaría ese lugar hermoso. Con su explicación, me sentí mejor.

Esta situación cambió instantáneamente mi vida. No solo para mí, sino también para mi familia, los compañeros de clase de Nikalette, nuestros amigos y la comunidad de Aurora. La repentina pérdida de mi nieta no me permitió despedirme de ella. Nikalette tenía muchos asuntos pendientes; pero sus sueños se fueron con ella el día que murió. Ella no pudo convertirse en una neuróloga para ayudar a las personas con epilepsia, autismo o cualquier enfermedad relacionada con un diagnóstico del cerebro. Ella tampoco pudo acercar a las personas a nuestro Señor Jesucristo, tal y como deseaba hacerlo. Estas dos cosas eran lo que quería hacer en su futuro. Quería hacer estudios profundos en el campo de la medicina, y estaba tomando todas las clases de ciencias avanzadas. Desde que entró a la escuela secundaria, ella fue muy proactiva. Su dedicación, muchas horas de estudio, y su trabajo duro, reflejaban el gran esfuerzo que ella hizo en su vida para prepararse para un día ser médico. Su objetivo siempre fue poder ayudar a las personas con epilepsia en el futuro.

La habitación de Nikalette está intacta, hasta este día. A ella siempre le encantó mantener su habitación limpia. También le gustaba tener sus decoraciones con colores brillantes como rosa fuerte, púrpura, y azul. Sus cortinas son rosadas y la cubierta de su cama se extiende casi hasta el suelo con el color azul y rosa. La cubierta es muy colorida. Sus muebles son de color marrón oscuro. Tiene una recamara completa. También tiene muchos artículos de lugares que visitó en sus viajes, como sombreros y ropa de Puerto Rico, Canadá y México.

Además, el cuarto de Nikalette tiene un montón de fotos con amigos y familiares. También tiene unos cuantos monos de peluche, y ropa que se combina con zapatos, botas y sandalias, joyas. Otras cosas que tiene su habitación son: sus libros ordenados, sus artículos religiosos, su rosario de plata, su Biblia, unas velas, la imagen de la Virgen Guadalupe y la hermosa cruz de Jesús junto a su cama. Cuando sus compañeros de clase, amigos y otros miembros de la familia nos visitan, ellos quieren dormir en la habitación de Nikalette. Todos sus recuerdos están con nosotros para siempre. Ella se ha ido al cielo, y damos gracias a Dios por esos años que pudimos compartir con Nikalette. Esos años estuvieron llenos de alegría y armonía familiar.

Ella nos trajo mucha felicidad a través de su sonrisa, buena actitud, personalidad compasiva. Ella era una persona muy cálida; siempre dispuesta a ayudar a los demás. Vivió su vida a lo máximo y logró muchas cosas en su corta vida. Unos días antes de partir, ella vino a la cocina y me dijo que bailáramos. Puso música en su teléfono, y bailamos bachata y cumbia en la cocina. Nos reímos mucho. Ella estaba feliz porque recuperó su teléfono. Unos días antes, su mamá le había quitado el teléfono como un simple castigo por llegar un poco tarde a la casa. Nuestros corazones y nuestra mente están llenos de amor por Nikalette. Compartimos con ella tantos recuerdos de convivencia familiar, fiestas para socializar, y hermosos momentos espirituales. Nuestro hogar no es el mismo.

Romanos 8:18 "Considero que el sufrimiento de este tiempo presente no es nada comparado con la gloria que nos ha revelado nuestro Señor Jesucristo".

Esta escritura nos dio mucho consuelo a toda nuestra familia, especialmente a mí. Sé que Nikalette está en el cielo a un lado de Jesucristo y no sufre más de convulsiones epilépticas. También nosotros sufrimos con ella porque las convulsiones eran Grand mal. La dejaban totalmente inconsciente, con muchas secreciones por su boca y problemas de respiración. Además, causaban movimientos violentos en sus extremidades.

Nikalette hoy es nuestro ángel. Cuando digo esto, me refiero a que lo era para todos nosotros: su familia, sus compañeros de clase, sus amigos y la comunidad. La forma en que ella vivió su vida es un modelo para todos nosotros a seguir. A pesar de tan corta edad, ella vivió ayudando a los demás. Todos los que la conocieron recuerdan su enorme amor hacia otros y su relación con nuestro Señor Jesucristo.

Como enfermera, he aprendido a lidiar con las crisis en los entornos críticos hospitalarios y mucho estrés, pero esta vez fue en mi propia casa con mi encantadora nieta. La consideraba como mi hija porque mi esposo y yo ayudamos con su crianza desde que Nikalette perdió a su padre Ramón. Los primeros días después del funeral, sentía un dolor insoportable por la muerte de mi nieta. Me la pasaba pensando cómo debería haberle salvado la vida. Siendo yo enfermera, pensaba en las diferentes formas que pude haberla salvado de la convulsión catastrófica que le quitó la vida.

Esta situación me motivó a hacer una extensa revisión de la literatura sobre la epilepsia y cómo lidiar con el duelo. Con el profundo deseo de ayudar a los demás, a personas que sufren de esta enfermedad, o la pérdida de un ser querido. Ya que Nikalette deseaba ser en el futuro una neuróloga para ayudar a todos los epilépticos, y otros problemas neurológicos, y motivar a todos a creer en Dios, ahora lo estamos haciendo por medio de este libro. Siento también que escribiendo este libro sobre mi propia experiencia y mi larga trayectoria trabajando como enfermera en hospitales, y en otros países, podremos limitar o disminuir las lesiones de un golpe por una caída accidental o una herida que ocurre al cuerpo causado por un accidente durante una convulsión. Posiblemente, también podremos disminuir los incidentes de muerte súbita, como le sucedió a mi nieta Nikalette. Cuanto más conocimiento adquiramos y experiencias tengamos, podremos brindar una mejor vida y atención médica a nuestros seres queridos que sufren de epilepsia.

Nikalette siempre estará en mi corazón. Está con Dios en su paraíso. Ahora ya no sufre de convulsiones Gram mal y eso me consuela. El espíritu de mi nieta está con todos nosotros hoy y siempre. Nikalette fue una adolescente muy espiritual. En su corta vida tocó y ayudó a muchas personas. Ella tenía una personalidad compasiva, dinámica y cariñosa, la cual la llevó a funcionar con diversas responsabilidades como líder desde la escuela primaria hasta la comunidad entera de Aurora.

CAPÍTULO 2

Inspiración

¡LO QUE NIKALETTE HIZO PARA INSPIRAR A OTROS!

El éxito no se trata solamente de lo que logras en tu vida, sino lo que inspiras a otros a hacer. Esta fue la cita favorita de Nikalette, la que usó cuando trabajaba como líder con sus compañeros de clase, amigos y hermanos. En su escuela "West High School" en Aurora, Illinois, un suburbio de Chicago, Nikalette se convirtió en una líder. Ella siempre mostraba su liderazgo con su ejemplo. Además, ella se enfocaba en hacer lo mejor que pudiese con las tareas escolares. Ella sobresalía académicamente, en la casa ayudaba con actividades de limpieza, era voluntaria en la iglesia y ayudaba a servir en un albergue para refugiados que no tenían donde vivir.

Ella ayudaba a sus compañeros de escuela académicamente como tutora. Si necesitaban apoyo emocional, los dirigía a los consejeros y maestros adecuados. Debido a los muchos grupos de estudio que Nikalette dirigió y ayudó, mi casa siempre estaba llena de estudiantes. Me di cuenta mucho más tarde, después de enterrarla, de que también donaba sangre para personas necesitadas. Ella siempre se la pasaba cuidando a los demás, poniéndolos a ellos antes que a sus propias necesidades de salud.

Como Líder de Enlace, Nikalette fue tutora de estudiantes más jóvenes en la escuela. Ella los ayudó a desempeñarse bien con su trabajo de clase y proyectos de investigación difíciles. Ella también los alentó a participar en deportes. Nikalette fue una inspiración a través de su fuerte pasión por ayudar a otros con su educación. Cuando se encontraba con problemas difíciles o complejos, Nikalette no se daba por vencida, sino que se mantenía enfocada, investigaba y descubría los recursos necesarios para resolver cualquier obstáculo o impedimento.

Nikalette, en su corta vida, tuvo un gran impacto en nuestra familia, sus compañeros de clase, sus amigos y su comunidad. Su pasión era ayudar a los demás con una sonrisa hermosa. Ella tenía una gran actitud llena de compasión. Trataba a las personas con respeto, dignidad, y amor a través de la inclusión sin importar sus discapacidades, razas, religiones, género o edad. Después de su muerte, lamenté no haberla enviado a una escuela católica para su educación. Ella siempre quiso hacerlo y me lo había pedido varias veces. Gracias a Dios, yo tuve la oportunidad de asistir a una escuela católica en México. Yo le platicaba mi bonita experiencia de ir a una escuela privada y me comentaba que ella quería estar más cerca de Dios y crecer más profundamente en su fe en Jesucristo. Aunque asistía a escuelas públicas y disfrutaba y amaba a sus excelentes maestros y compañeros de clase, ella extrañaba las clases de religión y la biblia.

Varios meses antes de su partida, Nikalette me pidió que le prometiera que yo me encargaría de que sus hermanos menores asistieran a sus clases de confirmación y que terminaran sus estudios. Tal pareciera que ella temía que no los iba a poder guiar a sus hermanos, como si presintiera su muerte. Ella era una líder para ellos y la respetaban mucho porque los ayudaba en todo. Yo me encargué de que sus hermanos asistieran a las clases de confirmación durante el año 2018 al 2020. Tal y como se lo prometí a Nikalette, también logré que hicieran el sacramento de Confirmación en noviembre 21, 2020, en la iglesia de Santa Rita de Cascia. Además, cumplí con mi promesa de ayudarlos con su tarea y ponerlos a estudiar para los exámenes de la secundaria para que continuaran con sus estudios. Angelina, su hermana menor, está asistiendo a la escuela. Ella quiere un día llegar a ser abogada. Hasta ahora, tiene muy buenas calificaciones. Es triste saber que varios compañeros de escuela, al igual que el hermano menor de Nikalette, dejaron la escuela después de su pérdida.

Nikalette estuvo rodeada de una amorosa familia Católica Cristiana. También estuvo involucrada en clases de religión y biblia en la Iglesia de Santa Rita de Cascia en Aurora, Illinois y el Templo del Calvario en Naperville. Nikalette desarrolló su conocimiento espiritual como los sacramentos, los valores de familia y la moral. Conforme su relación con Jesucristo creció, ella se volvió disciplinada y comprometida a hacer las cosas correctas en el hogar, la escuela, la iglesia y su comunidad. Con su perspectiva alegre y su trato compasivo, trató a todas las personas con respeto, dignidad y amor. Ella tenía el don de convertir una situación negativa en algo positivo.

La gente notaba que cuando Nikalette entraba en una habitación, la iluminaba con su cálida sonrisa y hermosa personalidad. Recuerdo una vez que fuimos a una fiesta y varias personas pidieron tomar la foto de Nikalette. Pensaban que era una estrella del cine de Hollywood porque se vestía muy eleganteé. Especialmente ese día, ella llevaba un hermoso vestido corto azul que le llegaba hasta la rodilla. Traía un vestido de verano, gafas de sol, una bonita bufanda y una personalidad feliz. Se destacó con su largo cabello castaño, grandes ojos color avellana, y radiante felicidad.

Nikalette dejó su huella en todo lo que hizo, ya fuera en su trabajo comunitario como voluntaria en muchas áreas o en deportes. Siempre fue una líder que ayudaba a los demás. En el 2016, Nikalette participó en el certamen de Miss Puertorriqueña. Ella fue una de las varias candidatas y ganadora del concurso de belleza. Cuando sólo tenía dieciséis años, ella se convirtió en la primera Miss Princesa Puertorriqueña Yabucoa durante el año 2017-2018. En su corta vida, Nikalette dedicó mucho tiempo y esfuerzo a ayudar a otros, incluyendo visitas a pacientes en un hogar de ancianos, alimentando a los pobres en un refugio, bajo la supervisión de su madre o ella supervisando un grupo juvenil. Ella siempre mantuvo una actitud tranquila y feliz mientras se preparaba para la escuela de medicina. Nikalette era capaz de convertir situaciones negativas en positivas gracias a su personalidad tranquila y su gran sonrisa. Ella siempre estará en nuestros corazones y en nuestra mente.

¡LOS LOGROS DE NIKALETTE INSPIRAN A SUS COMPAÑEROS DE CLASE!

Nikalette tenía una gran pasión, al igual que energía positiva, para ayudar a los demás. Más aún, lo hizo con una actitud excepcionalmente buena, preparándose para en el futuro ser médico. Ella alentó a otros a hacer un excelente trabajo, liderando con su ejemplo. Ella persuadió a otros a hacerlo con amor y una buena actitud. Al excederse en su escuela, deportes y trabajo comunitario, llevó a otros a participar en esas actividades. Cuando Nikalette asistía a la escuela primaria, tenía calificaciones excepcionalmente buenas. Tenía un promedio de calificaciones muy alto, y tomó clases avanzadas de matemáticas y ciencias. Se desafió a sí misma asumiendo más responsabilidades en la escuela y en la iglesia, siempre ayudando con eventos espirituales, escolares y sociales. A veces sentía que necesitaba más desafíos y quería lograr lo máximo. Nikalette participó en gimnasia, música, y porristas. Desde que estaba en la escuela preescolar hasta que le diagnosticaron con epilepsia, ella viajó a Indiana, Oswego, Yorkville, Springfield y otros suburbios como a concursar o animadora, porrista, deportista y gimnasta.

Ella estuvo en el cuadro de honor la mayor parte del tiempo y recibió múltiples reconocimientos en casi todo lo que participó. Nikalette fue animadora desde sus años preescolares hasta el quinto grado. Participó en varios eventos fuera de Aurora. Por mucho que representara a su escuela, todavía sentía que necesitaba hacer más. Empezando en el tercer grado, la pusieron en precauciones de convulsiones, por lo tanto, no podía ir de viaje afuera de la ciudad de Aurora para practicar deportes u otras actividades.

El 10 de abril de 2018, Nikalette fue invitada a asistir a la Asamblea del Salón de Honor Distinguido 2018 en la escuela secundaria Aurora West. Esta invitación se extendía a Nikalette basada en su alto puntaje de promedio de sus clases. Así que ella estaba muy feliz de poder asistir a esta asamblea, y se sentía muy motivada para continuar dando lo mejor de sí misma en la escuela. Me pongo triste al pensar que este evento fue tres semanas antes de la partida de Nikalette al cielo fue en abril 20. Ella recibió de Dios la gracia divina inconmensurable para ser feliz y exitosa en su corta vida. Gracias a su don, ella pudo superar cualquier obstáculo que tuvo que enfrentar. Era una joven muy espiritual que tenía una gran influencia en los demás.

Sus compañeros de clase escribieron tarjetas y dos grandes carteles para describir a Nikalette. Ellos la describieron como lo siguiente: "De gran espíritu, dulce, atlética, productiva, servicial, positiva, proactiva, optimista, curiosa, inteligente, determinada, dedicada, honesta, persistente, creativa, agradecida, emocionada, ambiciosa, inspiradora, vibrante, bien vestida, elegante, humorística, alegre, brillante, activa, reflexiva, de gran corazón, fácil de llevarse con todos, eficiente y muy espiritual con una fuerte fe en Dios. Nikalette, una chica muy inteligente, siempre hizo su trabajo y aportó mucho a clase. Ella ayudó a todos en nuestra clase. Nikalette era hermosa, burbujeante, alegre, con una hermosa actitud, respetuosa, encantadora, humilde, feliz, extrovertida y una líder compasiva. Nunca será olvidada por sus compañeros de clase. Su vida fue corta, pero siempre estará en nuestros corazones". En dos grandes carteles, los estudiantes de Aurora West High School-su escuela en las clases de: ciencia académica de salud, inglés, química, física, español y estudiantes de otras clases- describieron a Nikalette con adjetivos. Además de sus comentarios, los carteles tenían todas las firmas de sus compañeros de clase. Los carteles tenían una hermosa imagen de Nikalette en el centro. Los compañeros de clase de Nikalette hicieron esos grandes carteles para nosotros. Ellos nos los entregaron y todavía los mantenemos intactos.

El día de su servicio conmemorativo escolar, nos consolaron con las canciones del coro de la escuela y todas las personas que asistieron a este monumento el 20 de mayo de 2018 a la 1 pm. Este servicio fue muy bien organizado por sus maestros y el personal del Distrito 129 en Aurora West High School su escuela. La familia de Nikalette está extremadamente agradecida por el servicio conmemorativo y muy impresionante realizado para Nikalette. Gracias a sus maestras por su liderato.

CAPÍTULO 3

El Nacimiento De La Princesa

El 6 de marzo del 2001, Nikalette nació en el hospital Provena Mercy localizado en Aurora, Illinois. Es un hospital católico que ahora es llamado Ascensión Mercy Center. Su madre, mi hija Sandy Simental Rangel, al igual que su padre Ramón Luis Rivera de Yabucoa, Puerto Rico, se pusieron muy emocionados con su nacimiento. Los dos padres se encontraban ansiosos y felices mientras esperaban la llegada de Nikalette. Sandy tenía contracciones muy lentas pero lo bueno fue que fue admitida en el área prenatal del hospital el día 5 de marzo a las 7 de la tarde. Ramón y yo estábamos con Sandy cuando fue admitida en el hospital.

El médico nos informó que el bebé no vendría hasta la mañana siguiente porque las contracciones eran terriblemente lentas. La póliza del hospital permitía que sólo una persona se quedara con la madre durante la noche, por lo que Ramón se quedó con Sandy. El médico me informó que me llamarían cuando llegara el momento. Antes de irme por la noche, todos oramos juntos por un resultado saludable. Regresé al hospital el 6 de marzo alrededor de las 4 de la mañana. Me sorprendió mucho, pero también me dio alivio, cuando me enteré que Nikalette había nacido a la 1:30 am. Nunca recibí una llamada del hospital para informarme que Nikalette había nacido. Sandy tuvo un parto normal, sin complicaciones. También me mencionó que el hospital estaba extremadamente ocupado durante la noche. Me alegré mucho de que Ramón estuvo allí con Sandy durante toda la noche. Nunca se alejó de su lado ni un minuto. Recuerdo a Ramón muy felizmente sosteniendo a Nikalette en sus brazos mientras caminaba por la sala de posparto.

Ese día que yo entré al cuarto de Sandy en el hospital de obstetricia y ginecología, encontré a Ramón cargando a Nikalette. Me dijo que cuando Nikalette abrió sus ojitos, se le quedó mirando y le sonrió. Ramón estaba feliz que todo salió bien. Me dijo, ¨Yo voy amar y cuidar de esta niña, y quiero que mis otros hijos a los cuales amo también se unan a Nikalette para ser una familia muy unida¨. Ramón me dijo que, desde los primeros meses de embarazo de Sandy, él oró pidiendo a Dios y a nuestra virgen Guadalupana para que su bebé Nikalette se pareciera a mí en lo físico y en lo espiritual. Yo le contesté que Nikalette se parecía a él, especialmente sus ojos verdes.

Unos meses después del nacimiento de Nikalette, la relación entre Sandy y Ramón terminó. Sin embargo, desde que nació Nikalette, Ramon fue un padre amoroso que la cuidó mucho hasta el día que él murió. Cuando Nikalette tenía solamente 10 meses, Ramon murió. Nikalette lloró y lloró. No nos explicábamos porqué lloraba tanto. Nada la confortaba. Aunque no sabía lo que estaba pasando, nosotros le dejamos saber que su papá se fue de viaje. Ella seguía llorando. Nada la consolaba, como que ella presentía que tal vez su papá ya no estaría con ella diariamente como solía hacerlo. En enero del 2002, Ramon murió de septicemia después de haber sufrido un pequeño accidente. Una simple laceración en su pierna estaba infectada y no fue atendida a tiempo Ramon rehusó ir al médico pensó que no era de gravedad un simple rasguño de un perro o de una tabla. Ramón llegó al hospital porque no podía respirar y murió en la sala de emergencia.

Después de la muerte de Ramón, mi esposo y yo nos dedicamos a cuidar a Nikalette y también a su hermano mayor Sam Anthony que solo tenía 5 años. Sandy estaba divorciada del padre de Sam Anthony cuando conoció a Ramón que también había finalizado su divorcio casi al mismo tiempo que Sandy. Aunque ya los dos tenían mucho tiempo de haber estado separados, Sandy y Ramón no se conocieron hasta después de sus respectivos divorcios. Mi impresión de Ramón fue que era un hombre trabajador y que amaba tremendamente a sus cinco hijos. A petición de Sandy, no quiere que se mencione mucho sobre la relación de pareja que tuvo con Ramón el padre de Nikalette.

Mi esposo y yo solíamos cuidar a Nikalette y a los otros nietos según fuera necesario, pero ella veía a su abuelo materno como a un papá. Nikalette estuvo en la guardería desde que tenía siete meses de edad. Aprendió a hablar ambos idiomas, el inglés y el español. En casa hablamos español la mayor parte del tiempo. Nikalette caminó y habló antes de cumplir un año. Cuando Nikalette cumplió un año y ocho meses de edad, su maestra le dijo a Sandy que iban a trasladar a Nikalette a la clase de niños mayores porque ella sentía que Nikalette necesitaba un poco más de desafío. Nikalette aprendía muy rápido y completaba tareas adicionales. Además, siempre ayudaba a otros niños y los consolaba. Así que la trasladaron con unos niños mayores y se adaptó bien. Rápidamente aprendió el alfabeto, los colores, los números y a jugar bien con el nuevo grupo de niños mayores.

Cuando ella entró a la guardería, conoció a Briana. Briana era una hermosa niña de su misma edad y se llevaron bien en la escuela y fuera de la escuela. Ellas jugaban juntas por horas y horas. Briana fue diagnosticada con epilepsia desde que era muy pequeña. Nikalette siempre estaba al pendiente de Briana y se preocupaba por su amiguita. Cuando ya no asistían a la escuela juntas, ellas dos continuaron su amistad por muchos años. Cuando

Nikalette fue diagnosticada con epilepsia, su amistad se hizo más fuerte. Continuaron siendo amigas hasta la escuela secundaria. Briana asistió al funeral de Nikalette, al igual que participó en otras actividades en los homenajes para Nikalette después de su muerte.

Desde que tenía un año, Nikalette amaba escuchar música cristiana. Sus canciones favoritas eran las siguientes: ¨Gracia Divina¨, ¨Ave María¨, y ¨Alabaré, Alabaré a mi Señor¨. En mi casa tocamos mucha música cristiana. Recuerdo una vez que estábamos en el carro y Nikalette empezó a pedirme su música preferida. Yo no entendía lo que quería así que le cambié a la estación de radio, pero ella seguía llorando y me decía que no era esa la canción que quería. Después de que le puse varias canciones de la radio y ella seguía diciendo que no, finalmente le puse la canción de ''Ave María''. Cuando escuchó la música cristiana, ella dejó de llorar. Se calmó y me dijo ¨gracias¨. Ella solía dormir escuchando música cristiana.

Nikalette asistió al centro de aprendizaje Kínder Care, localizado en el lado oeste de Aurora, durante todos sus años preescolares. Ella era muy activa y feliz a pesar de la pérdida de su padre. Ella era ruidosa y energética en los juegos. Estuvo en gimnasia desde sus años preescolares hasta el cuarto grado. Continuó con los deportes de voleibol y fútbol hasta la escuela secundaria ya que sus convulsiones eran sólo mientras dormía durante la noche.

Ella nos decía, "Ahora que soy epiléptica, tengo más fe en Dios y él quiere que sea su instrumento para ayudar a otros con amor y comprensión. Debo ser una chica muy seria con la vida, y algún día llegaré a ser doctora. Cuidaré a las personas epilépticas como yo, porque voy a ser neuróloga". y voy a acercarlos a Dios. Nikalette sobresalió en sus estudios desde que estaba en la escuela primaria. Estaba decidida a tener éxito.

Ella hacía todas sus tareas. Iba a la biblioteca todos los días, completaba toda su lectura, y encontraba todos los recursos para dar lo mejor de sí misma en la escuela. Si ella tenía una pregunta, asistía a clases extras o practicaba muchas horas. Sus documentos tenían que estar perfectos. Era muy madura para su edad. Ella dedicó muchas horas a sus estudios.

Recuerdo que hubo un tiempo en el que tuvo que hacer un proyecto sobre los planetas del sistema solar, incluyendo todos los planetas, meteoros en fase y cómo se queman antes de golpear la tierra sin dañar nuestro medio ambiente. Ella estaba en el séptimo grado en ese momento. Ella puso muchas horas y esfuerzo en el diseño de este proyecto. Ella era buena para dibujar y hacía todo con entusiasmo. Estuvo muy bien hecho su proyecto el cual representaba al mundo alrededor los planetas con la adecuada circunferencia de alejamiento de la tierra, con muchos detalles y mucho trabajo. Nikalette presentó su proyecto a sus compañeros de clase y a todos les gustó la presentación. A su maestra le gustó mucho y le dio una excelente calificación. Le preguntó a Nikalette si le gustaría donarlo a la clase para que el resto de los estudiantes pudieran verlo y aprender cómo funciona el sistema solar. Su proyecto sirvió como material didáctico, una herramienta para el aprendizaje. Por supuesto, Nikalette estuvo de acuerdo y estaba muy feliz por ello. Cuando llegó a casa, me informó lo que pasó ese día. Ella me dijo que quería facilitar que los otros estudiantes disfrutaran del aprendizaje. Quería ser efectiva ayudando a otros a ver que adquirir nuevos conocimientos podía ser divertido. Durante su corta vida, Nikalette desarrolló una buena disciplina para sus estudios, los deportes, y el servicio social. Más aún, lo hizo todo con moral y valores, como una buena ciudadana.

A Nikalette no se le permitió ir a las pijamadas en las casas de sus amigos debido a sus convulsiones nocturnas. Nosotros permitimos que sus amigos se quedaran con nosotros, a veces durante 2 a 3 días. Siempre estaban haciendo tareas, proyectos escolares, u otras actividades de adolescentes. Por ejemplo, se peinaban, hablaban y veían la televisión. ¡Se divirtieron mucho cuando pasaron tiempo juntos! Les gustaba compartir aperitivos como helados, nieve, limonadas, nachos y refrescos. Se sentaban en el patio, admirando las flores hermosas de nuestro jardín. Es posible que nuestro jardín sea más grande que nuestra casa. Tenemos árboles grandes, geranios y rosales. Parte de nuestro patio está con sombra donde tenemos una mesa con sillas donde ellos podían hacer sus tareas. Siempre yo los supervisaba y si tenían preguntas, yo trataba de ayudarlos. A veces tenía que investigar para encontrar la respuesta correcta. Fue divertido estar cerca de jóvenes adolescentes. Me preguntaban, ¨Señora Simental, ¿cómo triunfó en la vida familiar, espiritual y profesional? ¨ Yo les contestaba, ¨Porque tengo mucha fe en Dios y oramos diariamente en mi casa como familia. ¨ Yo recuerdo que Nikalette contestaba rápidamente, ¨Y yo también¨.

Nikalette y yo compartimos muchas actividades juntas. Parecía que ella me podía leer el pensamiento. No recuerdo haberme enojado con ella ya que siempre seguía mis instrucciones. Sin embargo, cuando ella no quería hacerle caso a su mamá, su castigo era quitarle el teléfono por dos días. A veces teníamos un conflicto porque ella quería salir con sus amigas y no se lo permitíamos a causa de sus precauciones por sus convulsiones.

Nikalette y yo íbamos de compras juntas, ya fuera por comestibles, artículos deportivos, vestidos o útiles escolares. Una vez fuimos a la tienda a buscar un bonito vestido ya que íbamos a celebrar mis 50 años de casada. Íbamos a tener una fiesta formal para celebrar el 50 aniversario de bodas. Yo me fui a la sección de mujeres y Nikalette se fue a la sección de adolescentes. Nos encontramos en el área de los vestidores y las dos quedamos sorprendidas porque teníamos el mismo vestido, pero en tallas diferentes. Nos sorprendió que elegimos el mismo vestido, del mismo color y estilo. El mío era una talla más grande ya que era para mujeres. El de ella era talla para adolescentes. Nos empezamos a reír y bromear. Ella, al igual que yo, se río mucho ese día. Ella me dijo, ¨ ¿Te imaginas las dos vestidas iguales en la misma fiesta? La gente nos preguntará que dónde hubo una oferta, o que si tal vez si comprabas uno te deban el otro a mitad de precio ⬚. Nikalette se veía hermosa con ese vestido color beige. Lo bueno fue que a mí no me quedó mi vestido. Por lo tanto, yo le compré su vestido a ella. Nikalette estaba muy feliz y agradecida.

Nikalette me contaba de sus interacciones con sus maestros, siempre mostrando respeto y admiración por ellos. También conversaba conmigo sobre sus experiencias de aprendizaje, actividades escolares y amigos. De vez en cuando salíamos a comer pasta al restaurante italiano, Olive Garden. Otras veces íbamos a comprar comida puertorriqueña. Algunos antojitos que comíamos eran: pastelillos (rellenos de papa y carne molida), papas rellenas, jamón (pernil), arroz con frijoles (arroz con habichuelas), y plátano frito (tostones). También nos gustaba la comida mexicana, como tamales, mole, tacos de pollo (plato de comida tradicional mexicana con tortilla de maíz o harina del tamaño de una mano pequeña cubierta con pollo y vegetales), alitas de pollo, y quesadillas. Visitábamos restaurantes en Aurora y Chicago porque eran sus lugares favoritos. Le gustaba toda clase de comida, incluyendo la italiana, mexicana y puertorriqueña. El último restaurante que visitamos fue uno japonés en Naperville, IL. Ese día celebramos su cumpleaños de diecisiete primaveras. Ella estaba feliz. Fue la última vez que comimos en familia. Por lo general, la pasábamos bien cuando comíamos juntos. De vez en cuando teníamos algunas interrupciones o días estresantes. Por ejemplo, cuando Nikalette quería acompañarnos a comer después de una convulsión, aunque ella no podía comer. Otras veces nuestras comidas en familia se interrumpieron por problemas repentinos. Un ejemplo era cuando nos llamaban para que fuéramos a recoger a sus hermanos a la escuela si estaban en alguna clase que se había cancelado al último momento y la distancia era muy lejos para que caminaran a casa.

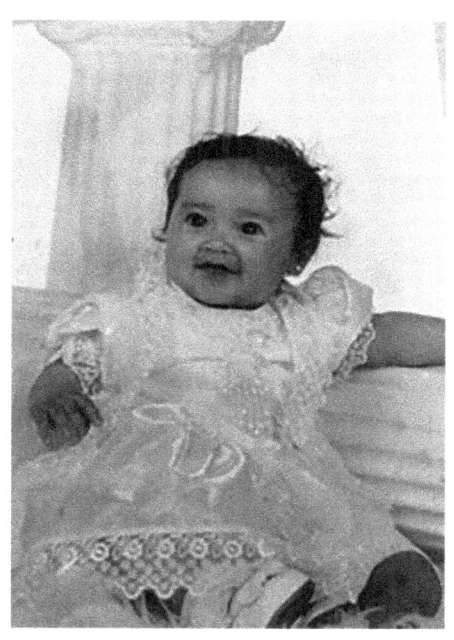

Esta foto es la primera foto de Nikalette. Ella tenía cinco meses. La tomamos el día de su bautizo en agosto del 2001.

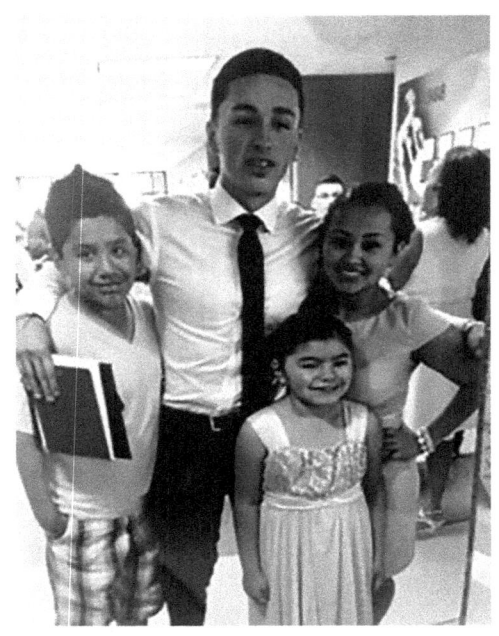

June 2015 Esta foto es de Nikalette con sus hermanos en el verano de 2015 durante la graduación de Sam Anthony de la escuela secundaria. De izquierda a derecha: Sean, Sam Anthony, Nikalette, y Angelina.

CAPÍTULO 4

Una vida increíble
Creciendo al lado de su
madre, hermanos,
y abuelos

Recientemente mi esposo y yo nos retiramos. Nosotros tuvimos la oportunidad de poder movernos a otro estado u otro país, pero decidimos quedarnos aquí en Illinois para estar cerca de Nikalette. Deseábamos ayudarla con todo lo que pudiéramos hacer por ella. También queríamos ayudar al resto de la familia; especialmente a: nuestros hijos, sus esposos, nietos, y bisnietos. Más aún, deseábamos ayudar a nuestros amigos y nuestra comunidad, incluyendo a la congregación de la iglesia Santa Rita. Gracias a Dios, podemos ayudarlos cuando nos necesiten ya que continuamos viviendo cerca de ellos.

Mi hija Sandy ha sido una madre soltera por 13 años y su familia ha estado viviendo en mi casa por 36 meses. La familia de Sandy ha vivido conmigo desde noviembre del 2018. Anteriormente, tuvimos a otros familiares y amigos viviendo en nuestra casa temporalmente ya que necesitaban donde vivir. Además, nos visitan los nietos e hijos que viven en otros suburbios de Illinois. Ellos viven en Aurora, Westchester, Schaumburg, Oswego, Chicago, y Michigan así que se quedan en mi casa los fines de semanas y días festivos. Siempre tenemos a personas muy queridas en mi casa, y esa fue una razón por la que decidimos no mudarnos cuando nos retiramos. Nikalette, al igual que todos, hemos gozado de la compañía de familia y amigos.

Los nombres de nuestros nietos en orden de acuerdo a la fecha de su nacimiento son los siguientes:

Khristian A.

Sam Anthony P.

Jordán O.

Alexjandro A.

Nikalette Simental-Rivera   *Nuestro ángel en el cielo*

Liliana A.

Esteban A.

Sean Michels O.

Angelina O.

Victoria S.

Nuestros bisnietos

Milton Adonis Ingraham P.

Alexia Almanza A.

Alexsander O.

Nikalette creció en el seno de una familia católica cristiana dedicada al servicio social comunitario. Al ser parte de nuestra familia, ella aprendió a ayudar a los demás desde una temprana edad. Ella participó como voluntaria en nuestra comunidad mientras fue supervisada por su madre Sandy, y por mí- la abuela Lilia.

Disfruté bastante todas esas horas que pasamos juntos con Nikalette. En la cocina, a ella le gustaba hacer galletas y pasteles para sus amigas y familiares mientras yo cocinaba el arroz, la pasta y el mole de pollo. Ella era muy agradable. Además, ella tenía una personalidad muy cálida y era muy inteligente. La extraño mucho. Ella trajo tanta alegría a nuestras vidas a través de su sonrisa y sus chistes. Recuerdo sus carcajadas, al igual que su naturaleza tranquila y su amabilidad. Ella era una chica increíblemente genuina y encantadora. Todos los que la conocían quedaban cautivados por: ser compasiva, su hermosa sonrisa, su espiritualidad, su ingenuidad al mundo perverso, y su personalidad auténtica. A veces, si no estaba segura de los proyectos para la escuela, me consultaba o íbamos juntas a la biblioteca a leer e investigar sobre el tema de interés, otras veces si se enojaba y expresaba sus sentimientos de enojo, pero después se disculpaba.

Nikalette se la pasó rezando, estudiando, jugando deportes y ayudando a los demás. También le encantaba hacer ejercicios y bailar. Yo a veces le tenía que recordar que parara de estudiar porque necesitaba dormir para prevenir una convulsión epiléptica. Ella me respondía, "Me estoy preparando para el futuro. Voy a ser médico para ayudar a las personas con epilepsia". Ella quería hacer las cosas perfectamente, a pesar de que era epiléptica nada la detenía y sabía que también necesitaba descansar para prevenir las convulsiones. Ella tuvo días muy largos completando sus tareas o ayudando a otros en su escuela. Le encantaba estudiar. Nunca se cansó de hacerlo le fascinaba la lectura. Nikalette no quería completar ningún trabajo a medias. Aunque le fascinaba aprender, ella tenía que descansar para evitar ataques convulsivos.

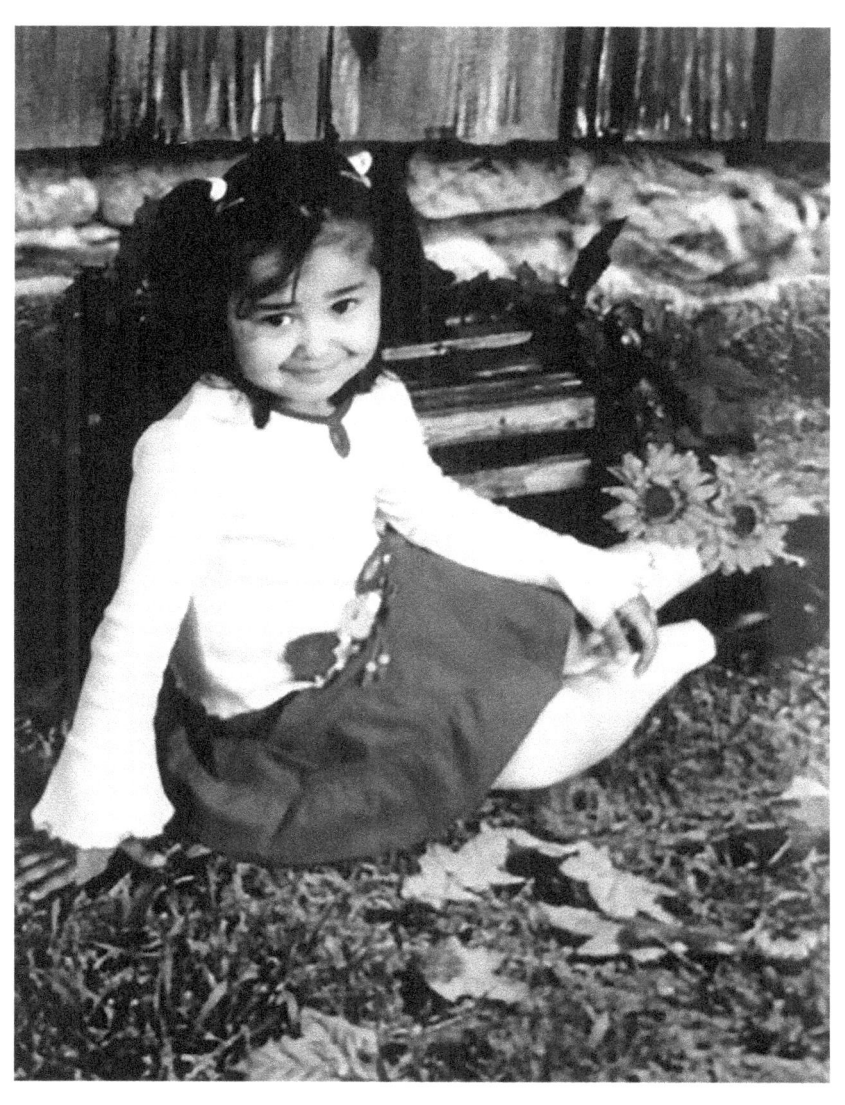

NIKALETTE A LA EDAD DE 4 AÑOS

CAPÍTULO 5

Convulsiones Nocturnas e Intervenciones en el Hogar, y un Perro de Servicio.

Intervenciones para las convulsiones y Nikalette con miedo al acoso por ser epiléptica

En abril del 2009 mi nieta tuvo un día increíblemente estresante su padrastro y su mama Sandy estaban discutiendo en voz alta y Nikalette estaba presente en casa lo cual la puso nerviosa y decepcionada se susto mucho. embargo, su padrastro me comentó que Nikalette se veía muy ansiosa y asustada después de observar la discusión entre sus padres. Sin embargo, ella no dijo nada y se mantuvo en casa muy preocupada y muy seria de lo que aconteció ese día, pero en la noche fue cuando ella tuvo su primer gran mal convulsión lo cual su madre la llevo con su pediatra al siguiente día. Nikalette fue informada de su diagnóstico de epilepsia crónica alrededor de los ocho años. Fue internada por una semana en el hospital General Luterano en Park Ridge Il. donde se le hicieron todos los estudios electroencefalograma (EEG) y otros exámenes. Su enfermedad le preocupaba bastante. Tenía miedo de contarle a la gente, especialmente a los estudiantes o nuevos amigos, sobre sus convulsiones. Tenía temor de enfrentarse a la intimidación, la discriminación y al acoso escolar. Asistía en ese entonces a la escuela primaria llamada Freeman localizada en el área West de Aurora. Cuando ella se enteró de su diagnóstico de epilepsia. Para ella, fue muy difícil tener que aceptarlo. Ella no quería que la gente supiera sobre su nuevo diagnóstico ya que anteriormente había sido una persona muy sana. Nunca había estado enferma hasta ese momento. Nikalette sufría de convulsiones generalizadas nocturnas de gran mal sólo mientras dormía durante la noche. Ella nunca tuvo una convulsión durante el día.

Yo sugiero a los padres de familia QUE POR EL AMOR A NUESTROS HIJOS que se abstengan de pelear o discutir enfrente de los niños ya que son sus hijos muy inocentes y pueden enfermarse. Se los pido de favor. No estoy insinuando que no debemos discutir o aclarar malentendidos si no estamos de acuerdo con algo. Lo que les estoy pidiendo es que la discusión debe ser en privado para que no escuchen sus hijos y menos si los niños están enfermos la discusión puede ser calmada al dejar que hable una persona primero y la otra a escuchar y turnarse no tratar de hablar al mismo tiempo los dos y menos con voz alta o sin respeto porque no se van a escuchar y pueden perder control después dicen o hacen cosas de las que más tarde se arrepienten.

Nikalette respondió bien al medicamento para las convulsiones ordenado por su neurólogo. A veces tenía periodos de tiempo donde no tenía convulsiones. Otras veces tenía una actividad convulsiva de corto tiempo, lo cual significa que la convulsión duraba entre algunos segundos a tres minutos. Ella no tenía convulsiones durante el día, ella nos pidió muchas veces que no le dijéramos a sus amiguitos de escuela. Nikalette tenía miedo de enfrentarse al acoso en la escuela debido a su nuevo diagnóstico de epilepsia. Ella veía que otros estudiantes eran acosados en la escuela o fuera de la escuela si estudiantes estaban enfermos o tenía alguna discapacidad.

Nikalette nos dijo muchas veces lo siguiente, ''No quiero que ninguno de mis compañeros de clase, ni nuevos amigos, conozcan mi nuevo diagnóstico de epilepsia.'' Ella pensaba que iba a ser intimidada por sus compañeros de clase. Acordamos con ella respetar su privacidad, pero nunca le permitimos asistir a pijamadas en las casas de sus amigas. Ellas tendrían que venir a nuestra casa para proyectos escolares, grupos de estudio o si querían pasar la noche con sus amigas seria en nuestra casa para poder supervisarla solamente niñas.

La epilepsia no impidió que Nikalette disfrutara de la escuela, los deportes, la música, y la compañía de sus compañeros y amigos. Ella era increíblemente feliz y activa en los deportes. Ella también tenía un talento para la pintura. Siempre diseñaba los carteles de cumpleaños o graduación, y lo hacía muy rápido y bonito. Además, siempre les mencionaba la importancia de poner a Dios primero en nuestras vidas el amor y cariño de Cristo Jesús y les escribía "Jesús love you," "Jesús te ama" ella era nuestra diseñadora en nuestra familia de los carteles, tarjetas de cumpleaños, felicitaciones, incluso para funerales Ella diseñaba los carteles y tarjetas para nuestros amigos y familiares.

Todos los miembros de nuestra familia nos turnábamos a dormir en la habitación de Nikalette. La puerta de su habitación siempre estaba abierta y tenía un teléfono al lado de su cama. También tenía un monitor de ruido y almohadas alrededor de su cama. Sus medicamentos se le administraban entre las 9:30 y 10 p.m. Además, tomaba medicamentos matutinos antes de ir a la escuela. Capacitamos a sus compañeros de clase cercanos, amigos y familiares con respecto a las precauciones de ataques de convulsiones y que indicaciones hacer para evitar un accidente. Queríamos evitar que Nikalette sufriera cualquier lesión mientras tenía una convulsión. El monitor de ruido cercano a su cama estaba conectado a mi recámara. El monitor me notificaba de cualquier ruido con actividad convulsiva. Si Nikalette tenía una convulsión, teníamos que girarla hacia su lado para drenar sus secreciones bucales para que no se ahogara ni aspirara. Colocamos almohadas alrededor de su cama para mantener un ambiente seguro y prevenir cualquier lesión. Tuvimos que llamar al servicio de emergencia (911) dos veces ya que tuvo una convulsión prolongada. Llamamos al 911 porque ocasionalmente paraba de respirar se ponía azul, con rigidez en todas sus extremidades, durante uno o dos minutos. Luego se contraían todas sus extremidades durante un minuto, y volvía a respirar. Durante sus convulsiones, estaba totalmente inconsciente. También se mordía su lengua cuando le daban los ataques epilépticos.

Después de la actividad convulsiva de Nikalette (los síntomas después de la convulsión son los postictal otros síntomas cansancio dolor de cabeza) a menudo le daba mucho sueño nausea y muy fatigada, pero al día siguiente, Nikalette estaba fresca y lista para comenzar su rutina escolar como si nada hubiera pasado durante la noche. En varias ocasiones, después de su convulsión, le dio náusea y dolor de cabeza. También estaba un poco desorientada y muy cansada. Afortunadamente, los síntomas sólo le duraban unos breves segundos a 2 minutos. La dejábamos descansar por una hora para que se recuperara. Su actividad convulsiva duraba de 30 segundos a tres o pocas veces a cuatros minutos.

Su mamá y yo, siempre llevábamos a Nikalette a la escuela para que pudiera dormir entre 30 y 45 minutos adicionales. No queríamos privarla de su sueño. Ella seguía todas las recomendaciones de su médico con la excepción de no jugar al fútbol. Nikalette era disciplinada con su rutina diaria. Primero, tenía un desayuno ligero y tomaba su medicamento antes de irse a la escuela. Almorzaba en la escuela y regresaba a casa entre las 3 y 5 de la tarde. Luego cenaba y hacía su tarea. Después, iba al gimnasio a hacer ejercicio. Le gustaban las máquinas de hacer pesas. También le encantaban los ejercicios aeróbicos como correr y nadar. Era muy activa y tenía mucha energía. Todas las noches se duchaba y tomaba sus medicamentos entre las 9:30 y las 10. Nikalette nos comentaba que tomaba clases de música y hacía deportes porque esas actividades aliviaban su ansiedad relacionada a ser epiléptica.

Sandy, la madre de Nikalette, y sus cuatro hijos se vinieron a vivir con nosotros durante el verano del 2015 porque habían perdido su casa. Estuvieron viviendo en nuestra casa hasta los últimos días de octubre del 2018. La recámara de Nikalette era de color café obscuro, pero ella la decoró con colores brillantes- azul y rosa. Sus cortinas eran rosa fucsia y su cubrecama era azul con un poco de morado y rosa. Tenía su ropa y zapatos que combinaban muy bien. Tenía todo en orden, incluyendo sus libros, computadora y monos de peluche que había recibido como regalos. También tenía la imagen de la Virgen de Guadalupe con un crucifijo cerca de su cama.

Finalmente, tenía una biblia y un rosario de plata. Era una chica muy espiritual.

Aparte de las acomodaciones en la recámara de Nikalette, teníamos otras intervenciones en el hogar. Por ejemplo, otra intervención que teníamos en la casa era un perro de servicio que se llamaba Bruno. Para aquellos de ustedes que no conocen la función de un perro de servicio, el perro sirve para ayudar a una persona que está limitada por una discapacidad. Es un perro que está entrenado para ayudar a las personas con cualquier problema o discapacidad, y está protegido por las leyes y reglamentos de la Ley de Estadounidenses con Discapacidades (Disability Act/ADA) establecida en 1990. Es importante mencionar que la función, el registro, los reglamentos y los procedimientos de los animales de asistencia dependen de cada país.

Nikalette tuvo un perro de servicio durante varios años en nuestra casa. Bruno se quedaba en la habitación de Nikalette durante la noche. Bruno era un hermoso bulldog marrón. Era un perro especial, encantador, amoroso y fuerte. Un extraño tal vez sentiría ganas de huir al ver su rostro enojado, pero aquellos que lo conocían sabían que era amable. Más aún, Bruno era muy bueno para alertarnos sobre cualquier peligro. Bruno era un buen perro que ladraba y ladraba para proteger a cualquier miembro de la familia. Si Nikalette tenía convulsiones epilépticas, ladraba muy fuerte y corría a despertar al resto de la familia para dejarnos saber que Nikalette estaba teniendo convulsiones. Cuando él estuvo presente en nuestra casa, podíamos dormir más tranquilos. Bruno murió dos años antes del fallecimiento de Nikalette. Después de que Bruno murió, adquirimos un monitor de ruido muy sensible para personas con epilepsia. Si Nikalette se movía de su cama, nos dejaba saber. Bruno y el monitor fueron intervenciones muy buenas para la familia, pero también siempre había una persona que compartía su recámara con Nikalette por lo regular era Angelina su hermana menor o amigas de Nikalette que entrenamos con las precauciones para evitar un accidente o fractura en caso de que Nikalette se cayera de la cama siempre teníamos las almohadas en el piso para protegerla.

Las convulsiones epilépticas de Nikalette no eran siempre iguales. Hubo veces cuando gritaba, como tratando de llorar, antes de que las convulsiones comenzaran. Otras veces eran inesperadas; de repente ya estaba convulsionando. Las convulsiones de Nikalette duraban entre 50 segundos y 4 minutos. Primero, sus extremidades se ponían muy estiradas. Después observamos movimientos violentos, especialmente en la parte derecha de su cuerpo. Tenía muchas secreciones en su boca y dificultades para respirar. Peor aún, a veces dejaba de respirar y quedaba totalmente inconsciente por 40 segundos hasta tres minutos. De nuevo, esas convulsiones ocurrían solamente mientras Nikalette dormía. Nunca estuvo incontinente; o sea, nunca tuvo accidentes de perder el control de la vejiga o del intestino. Fue muy doloroso verla sufrir con las convulsiones.

Ella tenía mucho miedo de tener que enfrentar el acoso o la discriminación debido a la epilepsia. Les pido a los lectores que por favor paren a las personas cuando están haciendo comentarios inapropiados o de intimidación a cualquier persona con discapacidad o enfermedades crónicas. Ya sea que su condición les cause caminar anormalmente, hablar con dificultad o tener espasmos musculares, no hay ninguna excusa para burlarse de los demás. A causa de su condición, tal vez la persona necesitará usar una silla de ruedas, prótesis, andador, muletas, oxígeno o un instrumento médico. Debemos aceptar las diferencias de los demás y entender que ellos tienen necesidades especiales debido a un impedimento físico o una enfermedad. Por favor, no debemos burlarnos de los discapacitados. Como enfermera, yo sé que esas personas ya sufren demasiado con su diagnóstico y pronosticó. Nosotros tenemos que respetarlos y tratarlos con dignidad, y respeto como si fueran nuestros seres queridos. Debemos tener compasión y empatía por nuestros semejantes. Como bien dijo Benito Juárez, un expresidente de México, ¨el derecho a la paz es el respeto a todos¨.

Para terminar con este capítulo, quiero reiterar que las personas con una discapacidad y/o enfermedad crónica ya están sufriendo con el deterioro de su cuerpo y enfermedad. No debemos añadir a su sufrimiento con discriminación y acoso emocional. Ellos no pueden controlar su enfermedad. Les estoy pidiendo a aquellas personas que al ver a un discapacitado si se irritan por su condición que simplemente miren hacia otro lado o se pongan por un momento mentalmente en su posición de la persona con discapacidad solo breves segundos o minutos y se pregunten que pasaría si fuera yo en su lugar como me sentiría, o si fuera un algún familiar o amigo muy querido. Les sugiero que se pongan a rezar un ¨Padre Nuestro¨ y a conectarse con nuestro Dios. En lugar de burlarse o hacer acoso a los demás, deberían y debemos darle gracias a Dios por nuestra vida y salud y orar por esas personas que están viviendo con enfermedades crónicas y dolorosas. Con respeto, les pido que no maltraten, discriminen, o acosen a las personas inválidas y enfermas. Nikalette temía ser discriminada o acosada por ser epiléptica.

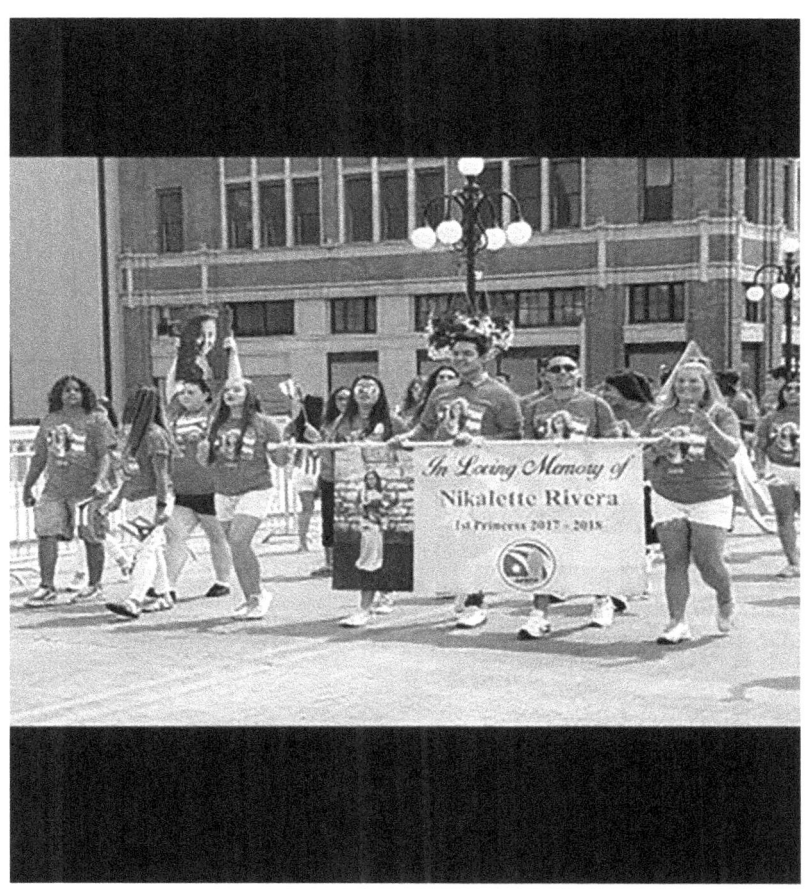

Esta foto es de un desfile de la parada Aurora Puerto Rico en la ciudad de Aurora, Illinois presidida por Iris V. Rivera de Jacanas ,Yabucoa .

El 29 de julio del 2018, le hicieron un homenaje a Nikalette durante este desfile puertorriqueño por lo cual con enorme agradecimiento menciono que el alcalde Hon. Rafael Surillo Ruiz y la administración de policía municipal de Yabucoa por el reconocieron y bienvenida en Yabucoa a Nikalette en mayo del

2017 cuando visitamos Yabucoa, Puerto Rico la ciudad de su Padre Ramon Rivera. Nikalette estaba orgullosa de sus raíces y quería presentar a la ciudad de su padre que a pesar de su corta edad llevo el nombre de Yabucoa muy alto y ahora por medio de este libro.

CAPÍTULO 6

Líder de la Escuela Secundaria Aurora West

Durante su adolescencia, Nikalette fue una líder en su escuela. Asistió a la escuela llamada West High localizada en el suburbio de Aurora en el estado de Illinois. Nikalette estaba increíblemente feliz de convertirse en una líder de enlace en Aurora West. Ser un líder de enlace requería que los estudiantes de clases avanzadas acogieran y ayudaran a los estudiantes de primer y segundo año. Ella era como un tutor académico y una asesora. Cuando los estudiantes necesitaban ayuda, ella era su consejera. Su trabajo como líder consistía en escuchar, guiar y orar por ellos. A veces tenía que referirlos a otros profesionales si ella no los podía ayudar. Durante su corta vida, sirvió la mayor parte del tiempo como líder para sus compañeros de clase, su comunidad y su familia.

Nikalette siempre estaba guiando a sus hermanos y primos. Por ejemplo, ella se ofrecía a organizar las fiestas familiares y las vacaciones. Ella hacía una lista de actividades y asignaba las responsabilidades de cada persona. Nos mandaba por teléfono nuestras responsabilidades, ya fuera preparar una comida o traer un juego. También ayudaba a hacer las reservaciones de hotel y de avión cuando viajábamos.

Aunque era una estudiante de honor, Nikalette era humilde y notablemente cercana a Dios. Siempre estaba orando por la mañana y en la noche, pidiéndole a Dios por su salud y la salud de los enfermos. Varias veces me mencionó que cuando oraba sentía la presencia de Dios. Dado que sus convulsiones eran sólo por la noche, ella funcionaba bien durante el día para ayudar a sus compañeros de clase y maestros. Ella era muy conocida, amada y respetada por todos sus compañeros de clase, al igual que en nuestra comunidad de Aurora. Ella era una luz brillante para otros estudiantes. Nikalette tenía un alma madura que motivó a otros con su ejemplo de espiritualidad y disciplina.

Nikalette constantemente alentaba a los estudiantes a mantenerse enfocados y completar las tareas escolares. Les decía que no dejaran que nada interfiriera con sus objetivos profesionales. Ella les decía, "Estoy aquí para ayudarles con cualquier cosa". Tranquilizaba a sus compañeros de clase, amigos y hermanos.

Nikalette era extremadamente activa en los deportes. Jugó durante más de 12 años. Su deporte favorito era el fútbol, y su posición era de mediocampista para la defensiva. También jugó al voleibol por un corto período de tiempo. Le gustaba jugar casi todos los deportes.

Como quería ir a la escuela de medicina, Nikalette participó como miembro de la Academia de Salud de Ciencias para profesiones médicas (HOSA) en su escuela. Esa fue una de sus clases favoritas. Amaba, admiraba y respetaba a sus maestros, entrenadores y consejeros. Frecuentemente mencionaba a la Sra. Sheila McQuade, su maestra de inglés, la maestra de química Miss Smith, su maestra de español y otros maestros. Ella siempre me platicaba de sus materias y maestros. También me consultaba sobre cualquier tema relacionado con la ciencia médica o cualquier enfermedad.

Nikalette siempre estaba estudiando y preparándose para cualquier examen. No importaba cuán duro fuera el trabajo que implicaba, se arremangaba preparándose y se ponía a trabajar. Nikalette deseaba ser una neuróloga. Por esa razón, planeaba participar en el programa de asistente de enfermería en su último semestre de la escuela secundaria. Ella quería participar en este programa para poder trabajar en hospitales. También estaba registrada para tomar las clases durante el verano. Estaba ansiosa por aprender, siempre leyendo libros y artículos. Ella pasó largas horas en la biblioteca haciendo sus trabajos y también enseñándoles a sus compañeros.

Nikalette tuvo dos doctoras, su pediatra y su neuróloga, a quienes ella admiraba mucho. Ella deseaba ser como ellas; mujeres muy profesionales e inteligentes. Nikalette quería ser neuróloga para tratar a los pacientes con epilepsia y otros problemas cerebrales. También quería acercarlos más a Dios, y ahora lo está haciendo por medio de este su libro. Ella era una chica muy espiritual. Nikalette nos decía que sentía que recibía la gracia y protección de Dios para lograr todas sus metas espirituales, educativas y de comunidad. Ella oraba diariamente, y varias veces nos hizo saber que ella sentía el espíritu de Dios con sus oraciones.

El medio hermano mayor de Nikalette, el hijo de su padre Ramon Rivera, solía tener el mismo tipo de convulsiones nocturnas. Pero luego, cuando cumplió veintiún años, sus convulsiones cesaron por completo. Su hermano ha estado muy bien sin tener que tomar medicamentos. Nikalette quería ser como su hermano mayor, Juni, en ese aspecto, libre de convulsiones a los veintiún años para alcanzar su meta en el futuro como ser una neuróloga.

Nikalette me dijo muchas veces que amaba la iglesia de la Universidad de Loyola. Después de asistir en Enero 2018, al recorrido por el campus de la Universidad de Loyola, me dijo: "Tienen una iglesia en el campus, abuela, y me encanta". Como era una chica muy espiritual, sentía que necesitaba estar cerca de Dios y asistir a misa con regularidad. Nikalette tenía un plan para su futuro y no quería perder el tiempo. También quedó muy impresionada con el campus de la Universidad de Loyola. Me dijo que todo estaba muy organizado y todo era muy profesional. Nikalette también estaba satisfecha con el trato que recibieron a los estudiantes que asistirán en el futuro a la universidad de Loyola. La universidad cumplió con sus expectativas. También visitó otras universidades en Chicago. Ella quedó impresionada con el Colegio de Waubonsee (Community College) en Sugar Grove y la Universidad de Aurora. Ella había tomado clases en ambos colegios ya que estaba tomando clases avanzadas.

Nikalette obtuvo dos becas de la Universidad de Aurora en Illinois. Ella visitó tres universidades en Chicago en febrero de 2018 y eligió a la Universidad de Loyola como su futura escuela de medicina. Me escribió dos cartas y me dijo cuándo debería abrirlas. Ella quería que abriera la primera carta cuando terminara su carrera universitaria en biología, y la segunda carta cuando terminara sus estudios en la escuela de medicina. Todavía tengo esas cartas y otras notas que me escribió para hacerme saber lo agradecida que estaba con nosotros sus abuelos y familia. Ella pensó que algún día sería doctora para ayudar a los demás. Específicamente, quería convertirse en neuróloga pediátrica. Me mencionó que seguiría los pasos de su pediatra y de su neuróloga para ser como ellas. Las dos son médicos y son mujeres. Creo que su estrecha relación con Dios, el no tener a su padre en su vida, y ser diagnosticada con epilepsia, definitivamente la ayudaron a madurar rápidamente. Ella se acercó a Dios para obtener apoyo espiritual a una edad temprana. Luego se enfocó en su escuela, música y deportes. En esas áreas también triunfó y se hizo una líder manteniendo muy buenas notas.

Nikalette admiraba y amaba profundamente a sus dos familias; las familias de su padre y su madre. Se sentía extremadamente orgullosa de ellos. Ella tenía una relación excepcionalmente buena con ellos. De la familia de su padre, Janessa es su hermanastra mayor. Ella es enfermera y tiene dos hermosas hijas. Nikalette amaba a sus dos adorables sobrinas, y estaba muy apegada a ellas. También tenía dos hermanastros, Junito y César, y una hermanastra más joven, Raquel. De mi hija Sandy, su hermanastro, Sam Anthony estudia contabilidad, Jordán que radica en California con su esposa y su hijo, mientras que Sean y Angelina asisten a la escuela secundaria. Todos están bien, pero extrañan a Nikalette. Lamentablemente, Sean su hermano menor dejó de asistir a la escuela cuando sólo le quedaban cuatro semanas para terminar la secundaria. Tristemente, varias amigas de Nikalette también dejaron de asistir a la escuela y se tatuaron una parte de su cuerpo con el nombre de Nikalette. Una de ellas se tatuó ¨Nikalette¨ en su brazo para verlo más seguido. También, una amiga tuvo una niña y la nombraron Nikalette por el cariño hacia mi nieta.

CAPÍTULO 7

Servicio comunitario de Nikalette

Nuestra familia siempre ha participado en el servicio a nuestra comunidad y fue demostrado a Nikalette la importancia de nuestros valores familiares ayudar a otros en necesidad, nuestra filosofía es que si somos bendecidos tenemos que bendecir a otros con responsabilidad, honestidad, amabilidad, gratitud, humildad y solidaridad nuestras acciones demuestran el amor a Dios y a nuestros semejantes.

Nosotros tenemos muchos profesionistas en nuestra familia, maestros, ingenieros, profesores, médicos y otras profesiones todos están envueltos en trabajos voluntarios en su comunidad, la mayoría son voluntarios en iglesia, escuelas y hospitales. Aparte de su trabajo regular de su profesión todos mis familiares sirvieron de ejemplo a seguir a Nikalette. Y yo recientemente me retire como enfermera, pero soy voluntaria en la iglesia, hospital, de enfermera de casa y hospital en mi comunidad.

Nikalette fue voluntaria en un alberge en Aurora Il. El (Hesed House) por cinco **años**. Este alberge es para personas sin hogar, Ella fue voluntaria una vez al mes los sábados todavía en ese lugar la extrañan. Ella ayudo en la cocina a preparar las frutas y vegetales después a servir los alimentos a personas en el alberge cuando terminaban de comer las personas del albergue entonces Nikalette ayudaba a limpiar la cocina y las mesas ella era supervisada por su madre ya que también Sandy trabajaba de voluntaria en el mismo lugar, otras veces Nikalette le toco supervisar a otros adolescentes nuevos en el alberge, que por supuesto también iban a ayudar. Y al mismo tiempo Nikalette estaba nominada para candidata a Reyna puertorriqueña, y tenía otras responsabilidades con el comité cultural Puerto Rico en Aurora Il, como juntas mensuales, visitaba a pacientes en asilos de ancianos para ayudarlos a comer y también representaba en eventos sociales a la cultura latina.

Nikalette participó de voluntaria en nuestras celebraciones de Pascua (Easter Day) en el 2016, aquí en nuestra colonia de Prestbury en Sugar Grove. El cristianismo se celebra la semana santa, la pasión y muerte de nuestro padre Jesús que fue crucificado y resucito al tercer día. Es una fiesta para todos, pero especialmente de niños en domingo después del sábado de gloria en este evento antes de que lleguen los niños, al parque donde se llevara a cabo este evento se esconden los huevos que son de plásticos decorados y adentro del huevo hay dulces al encontrarlos los niños los abren y colectan los dulces. Esto representa o simboliza cuando Cristo resucita abre el sepulcro y vuelve a la vida por el poder de Dios.

Nikalette ayudó con las decoraciones y disfrutó coloreando los huevos antes de este evento el día anterior del domingo trabajo con unos varios adolescentes preparándose para el siguiente día. Ella después al siguiente día el domingo supervisó y ayudó a 50-80 niños durante la celebración del domingo de Pascua. Asistieron niños de diferentes edades. La Pascua es un evento religioso cristiano anual que celebra la resurrección de Jesucristo. Ocurre tres días después de la crucifixión de Jesús por lo regular es en el mes de abril, pero en ocasiones se ha celebrado en marzo. A Nikalette siempre le encantó trabajar con niños. Incluso me dijo que el año siguiente quería llevar a su prima pequeña Victoria, que tenía solo un año, es la única hija de Verónica y Juan Jr. Mi hijo y su esposa, a la próxima celebración de Pascua en 2017. Ella era muy cariñosa con Victoria, mi nieta más chica. Sin embargo, Victoria no asistió a la celebración de Pascua el año siguiente porque estaba enferma ese día.

Nikalette era una princesa guerrera que luchó contra todo a pesar de su epilepsia. A veces me pregunto si ella tenía el presentimiento de que no estaría con nosotros por mucho tiempo ya que nos hizo muchas recomendaciones y peticiones. Quería que yo le prometiera que yo iba a motivar a sus hermanos a continuar acercándose a Dios, terminar sus clases de confirmación y su escuela secundaria. También pidió que sus hermanos y compañeros continuaran con su fe en Dios, las responsabilidades escolares y el servicio comunitario. La compasión y la energía de Nikalette fueron dones de Dios y se reflejan en el siguiente verso de la sagrada escritura de la Biblia:

Isaías 40:31 "Los que esperan en el Señor renovarán sus fuerzas, volarán sobre alas de águila; correrán y no se cansarán, caminarán y no se fatigarán."

Nikalette les dijo a sus hermanos, estudiantes y a sus amigos que desarrollaran una fe profunda en Dios, y que fueran fuertes y positivos. Incluso cuando enfrentaran a experiencias decepcionantes, deberían tener la disciplina para seguir adelante, alcanzar sus metas y siempre participar en la comunidad.

Nikalette, participo en la iglesia, escuela y comunidad como voluntaria donde la necesitaran. tenía un buen corazón y siempre estaba disponible para cualquiera que tuviera un problema. Siempre fue feliz y vivió su vida de la manera que quería vivir, ayudando a los demás con una buena actitud, una personalidad cálida y una hermosa sonrisa. También era muy responsable y rara vez faltaba a la escuela, la iglesia o las actividades deportivas al menos que tuviera citas con el médico. Muchos estudiantes venían a buscarla a mi casa cuando necesitaban ayuda con la tarea o los proyectos escolares. También la buscaban para hablar con ella cuando necesitaban consejos, oración o simplemente una buena compañía. Ella tocó la vida de muchas personas con su ejemplo, extraordinaria de adolescente con su sonrisa y espiritualidad. Por ejemplo, ayudó a una amiga para que entrara al servicio militar por cuatro años Nikalette le dio mucho apoyo emocional y espiritual. Un mes antes de la muerte de Nikalette, me dijo que una de sus amigas se había suicidado. Ella estaba desconsolada y me dijo que teníamos que hacer más para ayudar a los jóvenes adolescentes acercarse a Dios y con nuestro Padre celestial no hay problema que te tumbe y parar los suicidios.

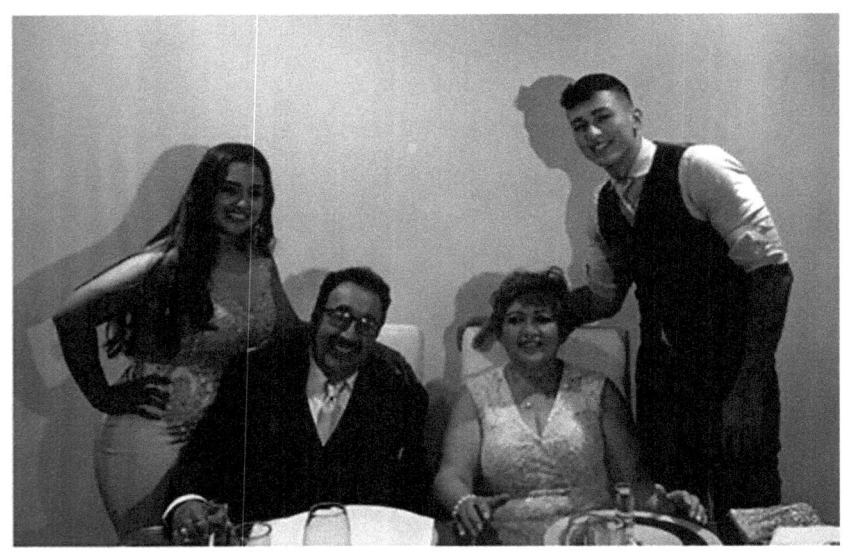

Celebración en México de las bodas de oro 50 años, de izquierda a derecha

Nikalette, Juan. Yo y Sam Anthony. Verano del 2017.

CAPÍTULO 8

Los Sacramentos de Nikalette

Los sacramentos aumentan nuestra fe en Dios. Nikalette creció en su fe a través de sus sacramentos. Su Bautismo, Primera Comunión y Confirmación se celebraron en la Iglesia Católica Santa Rita de Cascia. Su bautismo fue el 19 de agosto de 2001. Sus padrinos de bautizo fueron Al Medernach y Concepción Connie Rangel. Su Primera Comunión fue el 20 de mayo de 2009. Nosotros, sus abuelos, fuimos sus padrinos. Fue bautizada y recibió su Primera Comunión de manos del Monseñor Padre Robert Willhite. Tomamos muchas fotos.

Ella estaba feliz. Tuvimos una gran fiesta en casa con todos sus amigos de la escuela. Su Confirmación fue celebrada el 21 de octubre de 2017 por el Obispo David J. Malloy. Su madrina fue Lilly Álvarez, su tía. La iglesia estaba llena ya que aproximadamente doscientos estudiantes recibieron el sacramento de la Confirmación. Fue una hermosa ceremonia donde incluyeron a los familiares de los que recibieron el sacramento. Todos sentimos que el Espíritu Santo estaba con nosotros viendo a todos los jóvenes estudiantes hambrientos del amor de Dios.

La iglesia estaba llena de familiares y amigos de los estudiantes. Después de la misa, fuimos toda la familia a comer para celebrar el sacramento de la Confirmación de Nikalette. Durante la comida, ella nos leyó su certificado que recibió en la iglesia. Ella dijo, "Con el don del Espíritu Santo y confirmado en la fe en nombre del Padre, del Hijo y del Espíritu Santo". Nikalette continuó leyendo lo que se le leyó en la iglesia a todos los jóvenes "Ven Espíritu Santo llena los corazones de los fieles y enciende en ellos el fuego de tu amor". Ella era una joven muy espiritual y tenía una asistencia perfecta para las clases de su Primera Comunión, su Confirmación y de Biblia.

Era muy dedicada y diligente para hacer cada tarea que se le asignaba. Una vez, escribió un trabajo de investigación para su clase de Biblia sobre el Evangelio de Lucas porque San Lucas era médico. Nikalette también asistió al Templo del Calvario en Naperville, Illinois, una hermosa iglesia. Tenía hambre de aprender más acerca de Jesucristo. Yo siempre rezaba el rosario con mi esposo en español y Nikalette siempre se acercaba calladamente a rezarlo en español con nosotros. De todos mis nietos, fue la única que rezaba el rosario en español con nosotros. Mis otros nietos rezan en inglés, pero todos son creyentes de Dios y están manteniendo una profunda fe en nuestro padre celestial.

Ella me dijo que sintió la presencia de Dios en su vida no sólo una vez sino varias veces. Ella me dijo: "Abuela, sentí a Dios en mi vida. Incluso en mis momentos bajos, sentí la presencia del Espíritu Santo. Siento Su presencia especialmente cuando rezo el Rosario y el Padre Nuestro, ya que fueron Sus oraciones preferidas". Ella oraba antes de ir a la escuela y en la noche antes de irse a dormir siempre pidiendo a Dios por la familia, amigos enfermos y su comunidad. Su fe en Dios era inmensa, y ella recibió la gracia de Dios para ser una chica ejemplar para sus compañeros de escuela y todo aquel que viniera en contacto con ella.

En mayo del 2017, mi esposo y yo compramos dos terrenos en un cementerio muy cercano a nuestra casa en Sugar, Grove para prepararnos para cuando Dios nos llame a su casa, a la vida eterna. No queríamos que nuestros hijos tuvieran que lidiar con nuestros funerales. Nosotros queríamos estar preparados con un lugar cercano a nuestra familia. Solíamos llamarle ¨nuestra última casa¨ cuando bromeábamos.

A nuestra tumba nosotros le llamamos ¨nuestra última morada¨ o ¨última casa¨. Ya que estamos en la edad avanzada, en cualquier día nos habla nuestro Padre Dios. Nosotros queremos estar juntos en nuestra sepultura ya que siempre hemos tenido una muy buena relación de pareja. Tenemos más de cincuenta primaveras juntos, tres hijos casados, 10 nietos y tres bisnietos.

Un día yo estaba viendo el mapa del panteón. Estaba buscando donde acababa de comprar los dos lugares en el cementerio cuando Nikalette llegó de la escuela. Ella vio el mapa y me preguntó, ¿qué estás haciendo abuela? " Estaba extremadamente sorprendida y no le gustó ver el mapa del cementerio. Le respondí: "Acabamos de comprar dos terrenos para nuestra tumba uno mi esposo y otro para mí. Así que cuando el Señor nos llamé a estar con él, estaremos listos. Como hemos estado juntos durante mucho tiempo, queremos estar enterrados en el mismo lugar". Nikalette respondió, "No, no. No quiero perder a ninguno de ustedes dos. Ustedes son como unos padres para mí. Los necesito a los dos y los amo mucho. Quiero que estén en mi graduación de la escuela secundaria, de la universidad, de la escuela de medicina y cuando me case. Ambos estarán sanos. Estarás conmigo durante mucho tiempo. Por favor, no pensemos en la muerte". Luego me besó y salió de la habitación.

Nunca me imaginé que, al año siguiente, ese mismo mes, sería enterrada Nikalette en una de esas tumbas. ¡Qué ironía de esta vida! Se suponía que esas tumbas eran para nosotros, mi esposo y yo. En la funeraria, el gerente nos dijo que todavía podíamos estar juntos. Después de morir, uno de nosotros será cremado y el otro ocupará la tumba. Nos da consuelo que un día estaremos con

Nikalette, pero juntos. Mi esposo quiere ser cremado, así que nuestro plan de seguir juntos después de la muerte será posible. Dios dirá qué nos espera en el futuro, pero estaremos con Nikalette, nuestra princesa, y con nuestros seres queridos que se nos adelantaron. Eso nos da alegría y paz.

Varios días después de la muerte de Nikalette, su madre Sandy estaba llorando incontrolablemente. De repente escuchamos que el teléfono de Nikalette sonaba y sonaba. Finalmente, Sandy lo abrió. Fue increíble al ver que era una lectura diaria de la Santa Biblia. Filipenses 4:10: "Me regocijo mucho en el Señor porque ahora por fin revelaste tu preocupación por mí". Este fue un versículo sorpresa de las Escrituras de la Sagrada Biblia que nos consoló a todos. No sabíamos que esas lecturas diarias de la Biblia servían de alimento espiritual para mi nieta. No sabíamos que Nikalette se había registrado para recibir una lectura diaria de la Biblia en la tienda de aplicaciones en su teléfono. Fue ese día cuando nos enteramos que Nikalette escuchaba la palabra de Dios diariamente en su teléfono aparte de las oraciones diarias que hacíamos en casa y atendiendo regularmente a misa.

Hasta el momento de su muerte, ella estuvo muy cerca de Dios y de la Virgen María Guadalupana. Les pedía a ellos su curación de la epilepsia para algún día ser una doctora y curar cualquier enfermedad de epilepsia o relacionada al cerebro y a la vez acercarlos a Dios. Nosotros sí sabíamos que su fe en nuestro Creador del universo era muy fuerte. ¡Su fe en Dios era sólida como una roca! Una fe que fue alimentada por los programas de ministerio juvenil, sus sacramentos y su familia espiritual. Su fe es la razón por la que logró múltiples tareas con éxito. Ella se esforzó y triunfó como una guerrera. Nikalette era extremadamente espiritual. Ella siempre oraba, pidiéndole a Dios que curara su epilepsia. Dios la escuchó y la curó de sus convulsiones, pero también la llevó junto a Él. Ojalá que su vida ejemplar pueda servir a los lectores a acercarse a Dios y obtener paz. tranquilidad y éxito.

Estoy segura de que ella está en el cielo con Jesucristo. Ya no sufre de convulsiones y vive una vida eterna con Dios. Nikalette tenía plena confianza en nuestro Padre Celestial y en Jesucristo. Por lo tanto, ella recibió la gracia de Dios. Ella le oraba a diario a nuestro Señor para por su familia, amigos, compañeros de clase, maestros y por el mundo entero, y Dios le concedió su petición, muchos compañeros que estuvieron cerca a ella o han leído su libro se han acercado a Dios. Cada oportunidad que Nikalette tenía, oraba y oraba. Ahora ella es nuestro ángel que nos cuida a un lado de Jesucristo nuestro Dios.

CAPÍTULO 9

Canadá y México

Yo estoy contenta de que viajamos con Nikalette por muchas vacaciones con toda la familia y otras veces solo Ella y yo teníamos los mismos gustos casi siempre y nos gustaba visitar iglesias, museos, playas, y planeamos vacaciones juntas ella aportaba varias ideas y ayudaba a hacer reservaciones para el avión, viajes de barcos en las playas y otros lugares a visitar. Ella era muy madura y entusiasta. A Nikalette le gustaba viajar por Canadá, Estados Unidos, México, y Puerto Rico. Estaba lista para ir a cualquier parte del mundo con la familia y lo gozaba inmensamente. Nuestro viaje a Toronto, Canadá fue una experiencia fabulosa. Visitamos Ontario y las Cataratas de Niágara en el verano de 2013. Alquilamos un SUV para diez personas. Fuimos de viaje: cuatro nietos, Khristian, Alexjandro, Sam Anthony y Nikalette, dos tías Socorro y Christy que viven en Texas, mi hijo Juan y su esposa Veronica, mi esposo Juan y yo. Salimos de Chicago rumbo a Toronto Canadá. Cruzamos el estado de Michigan y entramos a Canadá. Estuvimos en el hotel Marriott de

Ontario por 6 días.

Visitamos diariamente las cataratas de Niagara la caída del agua azul transparente y hermosa era estupendo ver toda esa maravilla, que Dios nos permite contemplar y admirar, también visitamos museos, iglesias, y parques. La gente fue muy hospitalaria, estuvimos felices en Canadá. Visitamos la Casa Loma, otro lugar turístico para visitar es una mansión museo histórico de estilo neogótico o gótico victoriano del siglo 18-19 arquitectura antigua muy detallada con altos techos empinados, vidrieras altas, mucha decoración muy grande y lujoso lugar Esa mansión fue vivienda de familia y hoy en día, ahora es un museo histórico y un punto de referencia. Fue construida entre 1911 y 1914. Había un hermoso e inmenso jardín en el centro de la mansión que admiramos sus flores vibrantes verde y amarillo. Nikalette y nosotros disfrutamos mucho el tiempo que pasamos en este jardín. Era un día soleado y la temperatura estaba en los 70 -80 grados. Nikalette, al igual que el resto de nuestra familia, tuvimos un viaje realmente agradable. A mi nieta siempre le gustó viajar con nosotros. Tuvimos una experiencia increíblemente buena. La gente de Canadá hizo todo lo posible para satisfacer acomodar nuestras necesidades como turistas. Canadá es un hermoso país, con gente amable y hospitalaria.

VIAJE A MÉXICO CON NIKALETTE

En diciembre del 2015, Nikalette y yo viajamos a la Ciudad de México para la graduación de mi sobrino. Volamos de Chicago O 'Hare a México D.F. Llegamos en menos de cuatro horas; 3 horas y 50 minutos para ser exactos. Mi sobrino Ernesto Jasiel se graduó como Ingeniero Mecatrónico, además de la rama multidisciplinaria de sistemas eléctricos y mecánicos. Tenía el promedio de calificaciones más alto de su clase. Habla cinco idiomas, ya que asistió a universidades en Polonia, Alemania y México para ingenieros. Nikalette estaba fascinada de poder conversar con su tío Jasiel y el resto de la familia Jasiel actualmente trabaja en Michigan como Ingeniero,

Asistimos a su graduación el 10 de diciembre de 2015, pero primero fuimos a misa en la iglesia de Nuestra Señora del Rosario a las 7 de la tarde. Es tradición en México agradecer a Dios por todos los nuevos ingenieros graduados. Después de la misa, fuimos a un café que se ubica entre las calles Acapulco, Guadalajara y Durango. Nikalette tomó muchas fotos y me dijo que algún día obtendría su título como médico.

La fiesta de graduación se llevó a cabo en un hermoso lugar, el Salón Mural. El interior del edificio estaba lleno de pinturas de artistas famosos de Israel. La ceremonia de graduación estuvo muy bien organizada, y todo hecho de una manera elegante. Acogió a setecientas personas y doscientos graduados. Incluyendo a los profesores, familiares y graduados, eran aproximadamente mil personas. Nos llevaron a nuestras mesas. Nuestra cena fue deliciosa y tenían música en vivo. Todos iban vestidos muy elegantemente, lo cual era apropiado para este hermoso lugar. También tenían una buena orquesta. Cuando terminó la presentación de los nuevos ingenieros, nosotros nos retiramos temprano. Eran las 11 de la noche y Nikalette necesitaba dormir. Ella tenía que tomar sus medicamentos y descansar para evitar alguna convulsión epiléptica.

Nikalette era muy espiritual y quería conocer toda la historia de la Catedral. Guadalupana. Nikalette leyó libros para aprender por qué millones de personas visitaban la Ciudad de México en el mes de diciembre. Estaba fascinada con la historia de México. Compartió con nosotros durante el almuerzo en el hotel lo siguiente: Durante más de trescientos años, España gobernó la tierra de México hasta principios de 1800. Los españoles trajeron a México su cultura el idioma español y la religión católica cristiana. Los pueblos indígenas de México en ese entonces fueron subyugados hasta el punto de que el sacrificio humano se practicaba por creencias religiosas de los indígenas. También hubo sufrimiento debido a la pobreza y la discriminación. Nuestra Madre de Dios se apareció en la mañana del 9 de diciembre de 1531 a Juan Diego, un pobre indio Azteca. Vio la aparición de la Virgen que estaba embarazada cuatro veces. Ella le pidió que fuera a hablar con el Obispo de la Ciudad de México y que le dijera que construyera una iglesia en el cerro del Tepeyac de la Ciudad de México.

Juan Diego estaba muy nervioso, indeciso y un familiar muy querido estaba muy enfermo según la historia no estaba seguro de hacer esto. A pesar de sus dudas, fue a la iglesia, y habló con el obispo. Él le pidió a Juan Diego que le trajera una prueba de la petición de nuestra madre la Virgen María. Cuando tuvo otra aparición de la Virgen, le dijo que le pedían una prueba. La Virgen le dio unas rosas frescas las cuales él puso en su manto. Era diciembre así que hacía mucho frío en la ciudad de México. Juan Diego regresó a la iglesia para hablar con el obispo. Él le dijo al Obispo, ¨Aquí está la prueba que nuestra madre la Virgen María me dio¨. Abrió su manto y las rosas cayeron al suelo. En su manto estaba pintada la Virgen Guadalupana que hasta hoy permanece intacta en la catedral de México, El manto no tiene deterioración alguna. La iglesia se construyó inmediatamente en la ciudad de México. Con este milagro, millones de personas se hicieron cristianos. Además, la discriminación y el sufrimiento se redujeron tremendamente. Hasta se puede decir que en algunas áreas se terminó. Nikalette nos leyó esta historia a todos nosotros durante la cena su padre Ramón fue devoto de la Virgen de Nuestra Señora de Guadalupe. Por esta razón, Nikalette quiso conocer su historia y visitar México. Ella quería ver la catedral de Nuestra Madre la Virgen Guadalupana. La piedra en la tumba de Nikalette tiene la imagen de la preciosa y milagrosa Virgen de Guadalupe. Juan Diego Cuauhtlatoatzin fue canonizado santo por el papa Juan Pablo 11 el 6 de mayo de 1990.

Hicimos muchos viajes juntas, aquí en los estados unidos y también en otros países como a Canadá, México, Puerto Rico, y disfrutamos mucho Nikalette era muy madura y responsable me encantaba viajar, bailar ella ayudaba con los preparativos. Nos gustaba bailar toda *clase de música, incluyendo las cumbias, merengue, y polkas. A Nikalette también le encantaba cantar ya que ella estaba llena de alegría. Visitamos museos, zoológicos, restaurantes y playas. También visitamos iglesias y rezamos el rosario juntas era lo primero que hacíamos ir a la iglesia y después lo demás. Ella siempre le decía a Papá Dios, ¨quítame esta enfermedad de epilepsia para poder llegar a ser una doctora y curar a personas como yo con epilepsia y también poder llevar tu palabra a todos, especialmente que reciban la gracia de Dios que yo he recibido¨. Siempre mi nieta pidiendo su curación.*

Tuvimos momentos de mucha alegría, como cuando salíamos de compras de ropa en Chicago. Una de sus tiendas favoritas para comprar vestidos era (´Peaches Store´.) la tienda de duraznos de vestidos de noche. También íbamos al gimnasio y hacíamos actividades para la iglesia. Gozamos mucho al lado de mi nieta. Le dimos mucho amor, y siempre estuvimos guiándola para que se formara con valores religiosos y familiares.

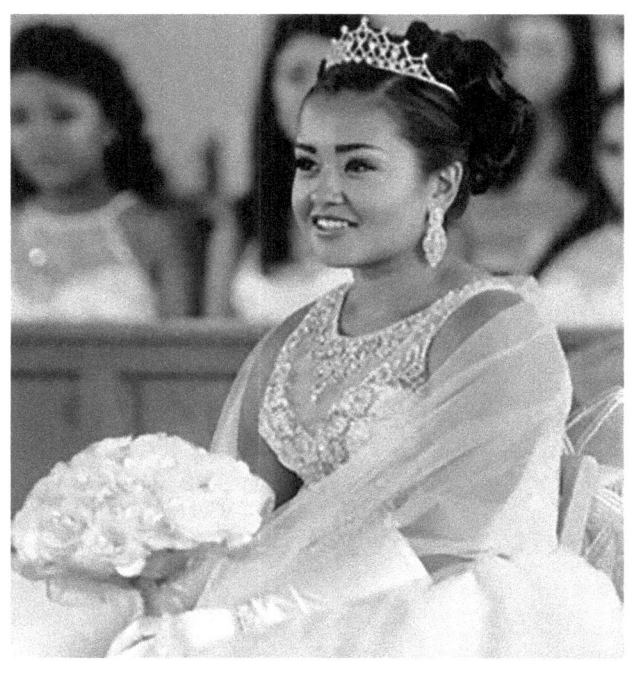

Nikalette en la misa en Santa Rita de Cascia en Aurora en su quinceañera Julio 29,2016

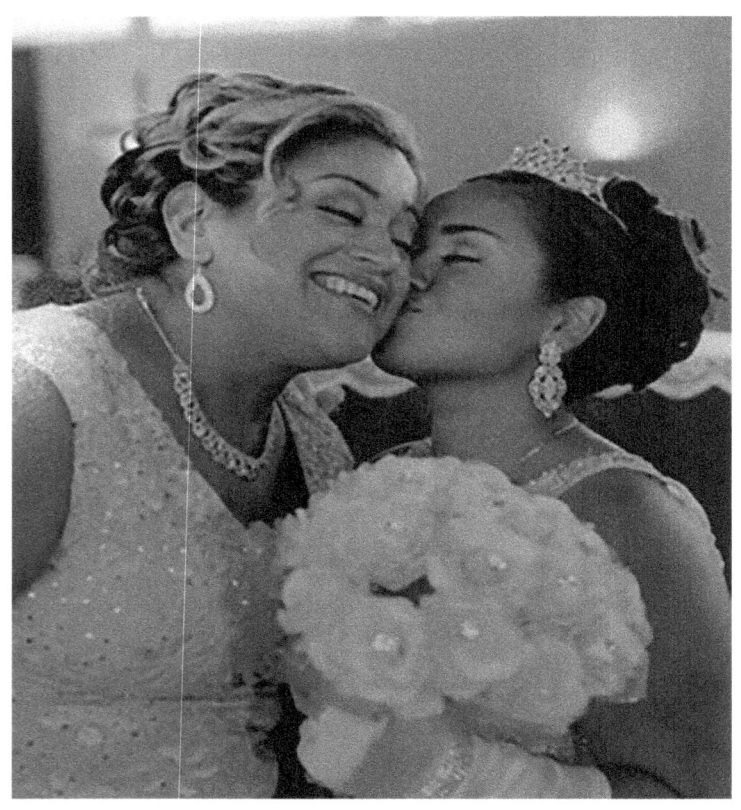

Quinceañera- fotos de Nikalette y su mamá

CAPÍTULO 10

Celebración de Nikalette
15 Años
La Quinceañera del 2016

Una quinceañera es una tradición en la cultura Hispana que comienza con una misa para dar gracias a Dios por todas las bendiciones que ha recibido en su vida. Es una celebración para niñas adolescentes. Se celebra que, al cumplir 15 años, ella pasa de ser niña a ser señorita. La fiesta es semejante a una fiesta de bodas o una celebración de los dieseis años en los estados unidos.

La fiesta de Nikalette fue en un salón de banquetes muy elegante conocido como él (Courtyard) Banquete en Warrenville, Illinois. Un suburbio al Occidente de Chicago. Asistieron 175 personas. Hubo una cena con platillos de arroz, vegetales, pollo y carne de res. También hubo postres deliciosos, incluyendo un pastel de chocolate y de vainilla que se compró en una pastelería muy famosa en Orland, Park, IL. (son famosos por sus deliciosos pasteles). Para beber, ofrecieron limonadas refrescos de diferentes sabores y bebidas sin alcohol. Tuvieron una fiesta de baile, muy bien organizada y elegante. Nikalette realizó un baile con catorce de sus amigos de la infancia y compañeros de clase. Eran siete niñas y siete niños, conocidos como damas y chambelanes en español. Todos iban vestidos de blanco y el vestido de Nikalette era un hermoso vestido rosa. El vestido era muy hampón y ella parecía una verdadera princesa hermosa.

Esa noche Ella llegó a tener un baile especial con su tío José Rivera conocido como el tío Pucho hermano por parte de su padre. Ella se sentía cerca de su Papá Ramon por medio del tío José Pucho quien representaba a su padre que ya estaba en el cielo. Amaba a su tío y a toda la familia Rivera se identificaba como una verdadera guerrera puertorriqueña, mexicana, americana muy orgullosa de sus raíces.

Nikalette también bailó con mi esposo Juan, un hermosa y lenta melodía ya que es una tradición en la cultura latina bailar con el padre, abuelo y su familia cercana. Finalmente, bailó con su **madre, Sandy.** Las dos disfrutaron el baile y se veían hermosas. Sus vestidos eran del mismo color coral. Mi hija llevaba un vestido corto con tela de encaje y satín. Se veían muy elegantes las dos. El vestido de Nikalette era largo, de encaje y tela de seda, con mucho brillo gracias a las lentejuelas añadidas al vestido. Nikalette apenas podía caminar porque el vestido era muy largo y ampón.

Nikalette y su grupo de damas y chambelanes se cambiaron de ropa durante la noche. Todos se pusieron pantalones cortos blancos y camisetas de color verde-azul que **tenían sus nombres.** Para bailar. Linda White fue una excelente profesora de baile que coreografió todos los bailes de la quinceañera y las prácticas de baile con todos los chambelanes y damas antes del evento La fiesta fue hermosa.

Todos tuvieron la oportunidad de tomar fotos profesionales con ella. Muchas fotos se tomaron en la iglesia y en el salón del banquete durante la cena y bailes. Se contrató a un fotógrafo profesional que tomó más de trescientas fotos. También se le tomo un video artísticamente bien hecho por su primo Alex Perez. Su celebración por sus quince años fue el 29 de Julio de 2016 ese día también era el cumpleaños de su papa Ramon Rivera ausente, pero con su espíritu siempre estuvo presente en la vida de Nikalette y del resto de la familia. Celebramos tres meses después de Nikalette ya que su cumpleaños fue en marzo, y esta celebración fue en Julio la razón fue para que nuestra familia pudiera venir de otras ciudades y países y ella no perdiera sus clases.

Nikalette tuvo una quinceañera muy elegante y la disfruto Gracias a Dios se lo merecía todo por ser una adolescente muy espiritual, dinámica, compasiva y estudiante ejemplar. Nikalette era feliz y amada por todos aquellos que entraron en contacto con ella. Nikalette estaba muy agradecida de que su noche de fiesta no fuera cancelada debido a los trágicos eventos que le sucedieron a su hermano Sam Anthony antes de su día especial de festejar sus quince años.

El hermano mayor de Nikalette, Sam Anthony, estaba en el hospital en cuidados intermedios críticos siendo tratado por una herida de bala. El incidente ocurrió en una fiesta en una casa en Aurora. Mientras que toda nuestra familia estábamos en Nueva York atendiendo unos juegos de béisbol del hermano menor de Nikalette, Sean Michels que estaba funcionando como uno de los mejores pitcher de su grupo de jugadores con solo 11 años, él había ya participado del beisbol desde los 5 años.

El siniestro incidente ocurrió en una fiesta en una casa en Aurora en el este de la ciudad. Los padres estaban a

dentro de la casa mientras los adolescentes disfrutaban de la hoguera en el patio. Era después de medianoche cuando unos maleantes pasaron por la casa y empezaron a tirarles balazos a todos los jóvenes sin razón alguna, los jóvenes compañeros de Sam se escondieron debajo de las mesas y sillas. Mi nieto Sam Anthony fue el único que recibió una bala en la pierna izquierda y fue llevado por ambulancia a un hospital en Aurora. Después fue transferido a otro hospital. Antes de irnos a Nueva York con mis nietos invitamos a Sam no quiso acompañarnos, sus abuelos paternos lo invitaron a una fiesta y tampoco quiso ir, mi nieto Khristian de la misma edad de Sam lo invito a un retiro católico cristiano para adolescentes de la iglesia de San Joseph en Westchester por el fin de semana tampoco quiso aceptar la invitación, que ironía de la vida sin saber que al aceptar la invitación del amigo y no de las tres invitaciones anteriormente hechas por su familia esa noche marcaria su vida y vendría causando mucho sufrimiento, y dolor, y sus sueños de jugar deportes y continuar una carrera en el juego de pelota softball, soccer no podrían ser nunca más.

Esa noche Sam Anthony ya estaba en pijamas acostado en casa de los abuelos cuando llega un amigo y lo invita a una fiesta de cumpleaños en Aurora él no quería ir, pero el amigo lo convenció le dijo yo te llevo en mi carro y yo te traigo de regreso a tu casa vamos por unas dos horas una fiesta pequeña con compañeros de escuela eran ya pasadas las nueve de la noche de Julio 2/2016 el amigo le prometió llevarlo y traerlo a casa. Sam Anthony no tenía carro o licencia para manejar. Sam nos platica que cuando llego a la fiesta de esa casa él nunca había ido y se sintió incomodo a pesar de que era fiesta familiar y había compañeros de la escuela él se quería regresar temprano pero no había quien lo llevara a casa y estaba su casa a larga distancia, después de la media noche fue el terrible evento donde Sam Anthony fue el único desafortunado al recibir una bala perdida después de varios balazos disparados a ellos sin tener ninguna razón para hacerlo.

Era imposible para mí estar en ambos lugares con Sam en el hospital o con mi nieta en su fiesta de quince me encontraba muy preocupada los amo mucho a mis nietos como a mis propios hijos me considero que somos una familia muy unida con nuestra fe en Dios. Como abuela y como enfermera. Mi nieto me necesitaba en el hospital, pero el me pidió que debiera atender y cumplir con Nikalette asistiendo a su fiesta. Sam Anthony tenía a otros parientes, abuelos, tíos y amigos a su lado para cuidarlo. Ya que el me insistió, que yo estuviera presente en los eventos relacionados con mi nieta Nikalette yo accedí y pude asistir a la misa y a la fiesta de Nikalette. Ya todo había sido planeado durante un año anterior. Su hermano Sam no quería que se cancelara la celebración de quinceañera porque él estaba hospitalizado.

La quinceañera es una celebración similar a los dulce dieciséis en los Estados Unidos. Nikalette merecía esta fiesta ya que era una estudiante sobresaliente y una joven encantadora. Ella trabajaba arduamente para lograr sus triunfos y siempre decía que quería que su Padre Ramon que está en el cielo se sintiera orgulloso de su hija. La quinceañera de Nikalette fue un éxito. Me siento muy contenta al recordar esos momentos inolvidables donde mi nieta disfrutó al máximo con sus damas, chambelanes, familiares, amistades, compañeros de escuela.

Después de que terminó esta magnífica celebración para nuestra princesa, dedicamos un tiempo al cuidado de Sam Anthony. Que Después de varias cirugías y varios días dentro y fuera del hospital, Sam Anthony el hermano de Nikalette terminó teniendo su pierna izquierda amputada por debajo de la rodilla. Finalmente obtuvo una prótesis después de esperar más de un año obtuvo otra. En octubre del 2018, se sometió a otra cirugía para aliviar el dolor inmenso que no lo dejaba funcionar y los medicamentos no lo ayudaban su sufrimiento de dolor y era diario porque teníamos que darle cuidado de cabecera por las complicaciones de este terrible evento.

Él ha tenido seguimiento con terapias, medicamentos y visitas a los doctores y recibió otra prótesis recientemente el continua con el dolor pero ya es menos severo solo cuando hace más actividad el dolor es más severo, él fue un muchacho que practico (Soccer) juego de pelota football desde los tres años y participo en todos los deportes, durante los años escolares fue un modelo de la ropa para hombres, en una tienda de mucho prestigio en Geneva Illinois y ayudo caminando en las peregrinaciones de la iglesia católica en el viernes santo y otras actividades para servicio de la comunidad ahora es un hombre discapacitado para los deportes en los que participó por muchos años el hay veces los recuerda y se pone triste de no poder funcionar como lo hacía antes del terrible incidente en el cual perdió su pierna izquierda me dice que él estaba en plena juventud solo 19 años. Puedo decir y dar Gracias a Dios que está mejorando con la llegada de su hijo Milton el cual nació en Febrero 16th 2020 sobre todo el niño lo distrae del dolor Milton es una bendición en la vida de mi nieto y también para el resto de la familia como son mis nietos bisnietos y demás familia.

CAPÍTULO II

Yabucoa, Puerto Rico
2017

Nikalette ingresó a un concurso de belleza puertorriqueño en el 2016 en la ciudad de Aurora, Illinois. Tuvo que participar en muchas actividades para la comunidad, asistir a reuniones mensuales, otras responsabilidades y hacer un trabajo de investigación sobre Yabucoa, Puerto Rico. Estaba motivada a aprender, conocer el pueblo de su padre. Ella me pregunto que la llevara a Puerto Rico Quería familiarice con su herencia puertorriqueña se sentía muy orgullosa de la herencia de su padre, Ramón, y quería representar a la ciudad de su padre.

Ramón Luis Rivera nació y creció en Yabucoa, Puerto Rico. Nikalette estaba emocionada y extremadamente feliz de su herencia hispana. Por esta razón, visitamos la isla del encanto, Puerto Rico. Nikalette visitó por primera vez la ciudad de su padre en mayo del 2017. Ella quería familiarizarse con su herencia como puertorriqueña y representar a la ciudad de su padre. Nikalette, Khristian, Sam Anthony y yo visitamos la hermosa isla de Puerto Rico. Viajamos de Chicago a San Juan, Puerto Rico. Cuatro o cinco horas en el avión.

Yo estaba feliz de poder viajar con mis nietos. Sam Anthony, Khristian, Nikalette y yo viajamos juntos Sam Anthony viajó en silla de ruedas debido a su reciente amputación de su pierna izquierda el deseaba al igual que Nikalette conocer Puerto Rico ya que su abuelo Sam Pérez nació en Lares Puerto Rico.

Ella invito a su hermano Sam Anthony que fuéramos a Puerto Rico por su familia extendida en Lares PR. Nikalette se sentía muy cercana a su hermano y se querían mucho tenía buena relación de hermanos. Él era su modelo e inspiración para seguir adelante en sus estudios, él tenía buenas notas en la escuela estaba en equipo de jugar pelota un joven muy activo en los deportes y trabajaba par time. Yo rente un cuarto en el primer piso con acceso de silla de rueda donde Kristian y Sam Anthony se alojaron. Nikalette y yo nos quedamos en el segundo piso en un departamento de mi amiga Margarita Marchan Mankus en San Juan Puerto Rico y también rentamos un carro estuvimos 5 días en la isla. Pero la mayor parte del viaje la pasamos en Yabucoa y San Juan

Aquí incluyo parte del documento de investigación de Yabucoa realizado por Nikalette en agosto de 2017:

YABUCOA, PUERTO RICO. Escrito por Nikalette

El pueblo de Yabucoa se encuentra en la parte sureste de Puerto Rico. Esta es el pueblo en el que nació y creció mi padre. Murió cuando yo tenía menos de un año, en enero del 2003, así que no lo recuerdo, pero estoy muy orgullosa de llamarlo mi padre. Estoy orgullosa de representar el pueblo natal de Limones Yabucoa.

Durante mi investigación para este artículo aprendí muchas cosas interesantes. Yabucoa tiene algunos nombres diferentes como azucareros, ciudad Del Nuevo amanecer y la ciudad Del azúcar. Originalmente era conocida como "Tierra de Agua" nombrada por los indios nativos que vivían en esta región antes de que se llamara Yabucoa.

El patrón de la ciudad es Los Santos Ángeles. El escudo que representa a los ángeles representa a los viajeros y se refiere a los ángeles que son los guías de las personas en su viaje aquí en la tierra. Es por esa razón que yo decidí hacerme un traje de ángel para mi presentación con los jueces el día que iban a seleccionar la reina y princesa de Aurora Puerto Rican Cultural Council en agosto 2017. Ese día yo me sentí un ángel llevando ese traje blanco con dos hermosas alas orgullosa de representar a mi padre y a Yabucoa, Puerto Rico.

La historia de Yabucoa continua de acuerdo con toda la información obtenida en mi investigación es la siguiente:

La tierra es muy fértil y está cubierta de cultivos verdes. Las cañas tienen flor de guajana espiga florida que representan la riqueza de la caña de azúcar. Yabucoa luego perteneció a Humacao y fue utilizado para la ganadería y la agricultura.

No fue sino hasta más tarde, el 3 de octubre de 1793, que don Manuel Colón de Bonilla y su esposa Catalina Morales Pacheco donaron las tierras al pueblo y se conoció como la ciudad de Yabucoa. El nombre Yabucoa era un término indio taíno que significa "el lugar donde se cultiva la yuca". Los taínos creían en muchos dioses y creían que estar en las buenas gracias de sus dioses los protegía de las enfermedades, los desastres naturales y la guerra. Servían pan de yuca, tabaco y bebidas a sus dioses como ofrenda. Incluso tenían parques de bolas ceremoniales, un lenguaje universal y la creación de una cosmología religiosa. Tenían una jerarquía de deidades (ser sobrenatural el Dios divino) que creían que vivían en el cielo. Parte de su lengua fue copiada de los europeos. Como el bohío o la hucha de paja, hamaca, y las maracas (instrumento musical). Esta historia todavía tiene un impacto en Yabucoa hasta hoy.

Hay un lugar llamado piedra blanca que parece una pirámide desde muy lejos. Es oscuro y frío por dentro, pero tiene una corriente de agua allí. Yabucoa tiene utensilios de cocina, hechos de piedra, ollas, utensilios y sillas todo construido de piedra en el interior. Fueron dejados allí desde que los nativos vivían allí y son tan pesados que nadie los ha movido.

Algunos creen que era un lugar para ritos religiosos y esta creencia le dio el otro apodo de "El Convento". Hay tanto que ver y hacer en Yabucoa, por ejemplo, tiene cinco playas. Una de ellas se llama la playa de los perros muertos (dead dog beach) porque cuando la gente no puede pagar a sus perros o encontrar perros callejeros, los dejan en esta playa. Los perros también se reproducen allí, por lo que es superpoblado. No recomiendo asistir a esta playa a menos que estés buscando una mascota. Sin embargo, hay muchos otros lugares hermosos para visitar y lugares para el entretenimiento también. Tienen un parque de patinaje público, muchos estadios deportivos, y hermosas playas. ¨ Gracias a Dios tuve oportunidad de visitar muchas playas, museos, escuelas, y el departamento de policía.

Yabucoa es un lugar hermoso. La gente era demasiado dulce y amable, igual como lo era Nikalette. Me entristeció mucho escuchar que el huracán María casi destruyó todo Yabucoa en septiembre de 2017, unos meses después de nuestra visita.

Ella tenía familiares en Yabucoa, pero desafortunadamente, no tuvimos tiempo de visitarlos. Pudimos visitar museos, escuelas, hospitales, iglesias, el departamento de bomberos y el departamento de policía. Se sintió segura de su trabajo de investigación y fue muy bien recibida por los jueces del consejo cultural puertorriqueño en Aurora.

Nikalette amaba a Puerto Rico, la isla del encanto, la tierra de su padre. Ella dijo que estaba enamorada de la hermosa isla y que quería regresar más a menudo nosotros disfrutamos mucho este viaje y también hemos regresado Khristian mi nieto regreso como misionero a Puerto Rico. Para ayudar en la construcción a personas que perdieron su casa con el huracán yo he regresado de vacaciones con mi familia nos encanta la isla del encanto se los recomiendo a visitar Puerto, Rico.

En agosto de 2017, Nikalette recibió el reconocimiento por Miss Simpatía y Miss Fotogénica por el Consejo Cultural Puertorriqueño de Aurora. Además, fue nombrada Miss Yabucoa Primera Princesa Puertorriqueña 2017-2018. Estaba extremadamente feliz y orgullosa de representar a la ciudad de su padre. Aunque lo conoció por solamente 10 meses, lo quiso mucho. Siempre trató de dar lo mejor de ella para que en el cielo su padre estuviera muy orgulloso de su hija.

CAPÍTULO 12

Epilepsia

VISIÓN GENERAL MÉDICA Y DE ENFERMERÍA

De acuerdo con una extensa revisión de la literatura, la epilepsia tiende a producir convulsiones repetidas debido a una disfunción cerebral. La epilepsia es una condición heterogénea o diversa a la que se puede contribuir varios diferentes genes y causas variadas, tratamiento, etiología, y pronóstico. Vivir con epilepsia es un riesgo de muerte súbita inesperada. Los estudios de investigación demostraron que, para cada mil personas con epilepsia, una o dos personas mueren. Después de que perdí a Nikalette con una muerte súbita, hice una revisión extensa de la literatura sobre la epilepsia. Mi propósito es ayudar a otros que sufren por no tener los conocimientos del cuidado para la persona diagnosticada con epilepsia. Lo siguiente será de ayuda para los lectores.

En marzo 2017, La liga médica internacional de la epilepsia, formada por un grupo de profesionales y científicos en el campo de investigación de alrededor del mundo que son líderes en la enfermedad de epilepsia, introdujeron nuevos métodos para actualizarse describir las convulsiones y ayudar a los neurólogos. Su meta era poder dar a los doctores la información más correcta acerca del diagnóstico de la epilepsia y proveer mejores tratamientos para las personas que sufren de epilepsia.

El tratamiento para la epilepsia está dictado por la clasificación de cómo las convulsiones responden a ciertos medicamentos recetados por el neurólogo. Una convulsión epiléptica resulta cuando hay un desequilibrio entre las fuerzas excitatorias e inhibitorias en el cerebro o las neuronas corticales. Las descargas eléctricas anormales a nivel celular dentro del sistema nervioso central, que ocurren repentinamente en el cerebro, conducen a diferentes tipos de convulsiones.

Estos ataques epilépticos son adquiridos o son genéticos. Las convulsiones también pueden ser por segundos a minutos y en ocasiones hay veces que son detectados por los maestros, enfermeras, y niñeras de la familia. Si hay antecedentes de epilepsia en la familia debido a la predisposición genética, tenga en cuenta que las convulsiones pueden sucederle a cualquiera de nosotros.

Nikalette tuvo convulsiones sólo mientras dormía. Es de suma importancia saber que nuestro sueño activa los cambios eléctricos en el cerebro que resultan en convulsiones para el epiléptico. Una persona no es consciente de la convulsión, pero después de una convulsión puede desarrollar dolor de cabeza, somnolencia, no recordar su entorno, cambio de comportamiento o ansiedad momentáneamente.

Según la investigación, la epilepsia se puede desarrollar a cualquier edad, pero la mayoría de las epilepsias se diagnostican en la infancia. Dos tercios de los niños superan la epilepsia cuando son adolescentes. En Nikalette, los antecedentes familiares con convulsiones terminaban a los 20 años. Aproximadamente dos terceras partes de los pacientes afectados se curan aproximadamente ya para la adolescencia, pero cada caso es único y el tratamiento es individual.

DESCRIPCIÓN BREVE DE ALGUNOS TIPOS DE CONVULSIONES

Tónica- los músculos se ponen rígidos así que la persona puede caerse si está parada o sentada.

Atónica- los músculos del cuerpo se relajan, sin movimiento el musculo, las personas pueden caerse

Mioclónica- un movimiento involuntario espasmódico ligero con sacudidas cortas, no es grave

Clónica- contracciones musculares y partes del cuerpo tiemblan y se sacuden.

1. **Convulsiones focales sin alteración de conciencia:** pueden comenzar en una parte del cerebro. Allí se localiza lo que causa la epilepsia. Pueden afectar gran parte del hemisferio o una pequeña parte del lóbulo

del cerebro. Existen más casos en niños. Varios síntomas son los siguientes: mirar al espacio, chasquear los labios, parpadear los ojos por un momento, y sacudidas cortas. La persona puede recordar la convulsión. Duración es de segundos.

2. **Crisis focales con alteración de la conciencia** (solía llamarse una convulsión parcial compleja): los síntomas son similares a los anteriores. Depende qué área del cerebro es afectada. La persona no tiene conocimiento de su entorno.

3. **Crisis focales con alteración de la conciencia con progresión:** la persona pierde el conocimiento y la conexión con el entorno, pero sin perder el tono de los músculos. Puede hacer movimientos automáticos con las manos, como sujetarse la ropa o abrochársela, coger objetos, caminar con una conducta inapropiada. Puede decir una palabra o frases sin relación. Duración de varios segundos a minutos. Recuperación progresiva en la cual la persona está confusa y aturdida.

4. **Convulsiones Generales o convulsiones de Gran mal tónico y clónico:** Convulsiones más graves ya que involucran todo el cerebro. La persona puede tener convulsiones focales con progresión a convulsiones generales, o convulsiones de gran mal. Son más peligrosas ya que son movimientos sin control de los músculos que inician cuando las células nerviosas del cerebro se sobreexcitan o se irritan y algo las presiona

sobre ellas y no funcionan normal. Nikalette tuvo este tipo de convulsiones. Causando movimientos muy bruscos en las extremidades con convulsiones muy fuertes y secreciones bucales. Quedan inconscientes. Tienen rigidez o sacudidas con temblores corporales, problemas de respirar, y en algunas personas se convierten en convulsiones rígidas que pueden durar de 1 a 4 minutos. Por favor llamen a los servicios de emergencia si es necesario por repetidas convulsiones o prolongadas convulsiones. Hubo veces que Nikalette empezó con una convulsión focal y progresó a una convulsión gran mal. Pero la mayoría de las veces fueron convulsiones de gran mal. Las convulsiones de inicio tónico causan músculos rígidos, afectando la espalda, los brazos y las piernas. Si la persona está de pie, puede caerse. Duración es de segundos a un minuto o más.

Convulsiones clónicas implican movimientos musculares rítmicos y espasmos repetidos. Afecta la cara, los brazos y las piernas. El cuerpo se flexiona y se extiende repetidamente. Hay secreciones en la boca, dificultad para respirar notable. Si para de respirar, deben llamar a emergencia si es una convulsión prolongada. Nikalette tenía este tipo de convulsiones y solamente en la noche cuando empezaba a dormir o a medianoche y veces muy temprano como a las 5 de la mañana. Varias veces escuchamos un grito o llanto, antes de empezar las convulsiones y después empezó la convulsión. Otras veces las convulsiones comenzaron repentinamente mientras estaba dormida y no experimento un grito o llanto como el aura. Por esa razón, siempre hubo una persona que dormía en su recamara para cuidarla y también tuvimos un perro de servicio en su recamara.

Convulsiones Provocadas: uso de la cocaína, uso excesivo de drogas de la calle, Alcohol, medicamentos no recetados, o abstinencia de no tomar los medicamentos recetados por su médico para detener las convulsiones.

Convulsiones no provocadas: están relacionadas con fiebre, infección, problemas metabólicos, genética, enfermedad de Alzheimer, tumores en el cerebro, aneurismas, embolias, contusiones ocasionadas por golpes y caídas.

Nikalette tenía la predisposición genética relacionada con sus antecedentes familiares. Aunque en otros estudios demuestran que no es transmitible genéticamente y solo el 15-20 % podrían serlo. Durante mi investigación sobre la epilepsia, descubrí que 2.5 – 3 millones de estadounidenses son diagnosticados con epilepsia.

En todo el mundo, sesenta y cinco millones de personas tienen epilepsia enfermedad cerebral crónica no transmisible y afecta a personas de cualquier edad., pero más prominente en niños y personas de la tercera edad.

Y en todo el mundo, entre el 5-10 por ciento puede necesitar una operación. A menudo se usa cirugía cerebral, como la craneotomía. Es una abertura quirúrgica del cráneo para proporcionar acceso al cerebro para diseccionar tumores, recortar aneurismas, reparar lesiones cerebrales y reducir las convulsiones al eliminar el área focal que en ocasiones empieza en un lugar y transmite las convulsiones a otras áreas del cerebro y causa la convulsiones, si se remueve la parte focal quirúrgicamente en un área que si puede operar o sea después de la Craneotomía minimiza las convulsiones o completamente las elimina.

La craneotomía puede ser recomendada por el neurólogo con las tecnologías avanzadas de imágenes que permiten al equipo quirúrgico identificar el foco de iniciación de las convulsiones y extirpar una pequeña parte del tejido del cerebro que está causando convulsiones. Es un procedimiento de resección seguro cuando un paciente no responde a los anticonvulsivos orales o sea tomados por la boca. Este tipo de craneotomía puede reducir las convulsiones o terminarlas por completo. En mi experiencia trabajando en Neurología en Chicago tuve oportunidad de ayudar a muchos pacientes antes y después de una craneotomías, cuando el paciente era admitido al hospital se admitía en un cuarto ya preparado para pacientes con convulsiones siguiendo los reglamentos y estándares del cuidado del paciente con epilepsia y se monitoreaba al paciente primero con un monitor de electroencefalograma (EEG) se aplicaban pequeños electros en el cráneo monitoreado por una trabajadora de salud con un equipo de hospital técnico de las 24 horas que se encontraba con el paciente en el segundo cuarto pero tenía una pared de vidrio para poder observar al paciente. y otro monitor de cámaras en el cuarto del paciente donde podíamos observar todos sus movimientos desde la estación de enfermeras que era muy cercana a esos pacientes. El enfermo tenía cuidado de cabecera por enfermeras las 24 horas y el paciente poco a poco dejaba de tomar los medicamentos anticonvulsivos por orden del neurólogo para poder evaluar las convulsiones por medio de las videocámaras, el personal médico y el documento del EEG electroencefalograma se analizaba toda la historia clínica y laboratorio así poder determinar cuál área del cerebro estaba causando las convulsiones y determinar si el paciente seria electo para la cirugía del cerebro el personal médico puede determinar e identificar la área afectada del cerebro que estaba causando la irritación ocasionando la convulsión era fascinante ver buenos resultados que muchos pacientes que mejoraron o terminaron sus convulsiones después de someterse a una craneotomía el hacer un buena evaluación se determinaba por los neurólogos si el paciente seria beneficiado por la craneotomía tuve oportunidad de ser enfermera de pacientes que tuvieron éxito con su cirugía. Desafortunadamente mi nieta no Calificada para ese procedimiento.

Existen varios tipos de craneotomías:

1. **Callosotomía** del cuerpo- este procedimiento quirúrgico interrumpe la propagación de las convulsiones. El cuerpo calloso, que conecta las mitades izquierda y derecha del cerebro, se corta en un esfuerzo por limitar la propagación de la actividad epiléptica entre las dos mitades del cerebro. También se llama procedimiento quirúrgico de cerebro dividido.

2. **Hemisferectomía**- este procedimiento quirúrgico elimina o desconecta el hemisferio que menos se usa y la fuente de las convulsiones. Ayuda a controlar las convulsiones que provienen de un lado del cerebro.

3. **Transección subpial múltiple**- Esta intervención quirúrgica detiene el impulso convulsivo, cortando parcialmente las fibras nerviosas o conexiones del foco epiléptico sin resección de este en las capas externas de la materia gris del cerebro.

4. **La lobectomía temporal**- es el tipo más común de cirugía. Se extirpa una pequeña parte de tejido del lóbulo temporal anterior y conduce a una reducción significativa o al control completo de las convulsiones. En mi experiencia trabajando en neurología como enfermera, muchos pacientes mejoraron enormemente y otros cesaron sus convulsiones gracias a esta cirugía. Todos esos

procedimientos quirúrgicos se recomiendan sólo si no se pueden controlar las convulsiones con medicamentos.

Otros tratamientos para la epilepsia

La estimulación del nervio vago (VNS, por sus siglas en inglés) es un pequeño dispositivo que se implementa en el cuerpo a través del lado izquierdo del tórax, también llamado generador de impulsos. Este generador de impulsos está conectado a un cable que se conecta al nervio vago.

El nervio vago es el más extenso y complejo de los doce nervios craneales que transmiten información hacia o desde el cerebro a los tejidos y órganos. Funcionan tomando mensajes hacia y desde el cerebro y otras partes del cuerpo. El nervio vago tiene muchos caminos en nuestro cuerpo. Uno de ellos va desde el cuello hasta el cerebro. La estimulación del nervio vago es la terapia que toma este camino desde el cuello hasta el cerebro para enviar señales eléctricas y poder reducir el número de convulsiones. Una amiga de Nikalette desde la infancia, tiene el pequeño instrumento injertado en el tórax que sirve de una estimulación del nervio vago, (VNS). Le está yendo mucho mejor, y ya pudo terminar la escuela secundaria. Ella asistió al funeral de Nikalette y a otras ceremonias para rendirle homenaje a mi nieta. Se conocieron en una guardería y continuaron siendo amigas hasta la muerte de Nikalette. Ambas tenían epilepsia.

Las células cerebrales interactúan mediante señales eléctricas. Una gran cantidad repentina de energía eléctrica afecta todo o parte del cerebro durante una convulsión. Esto afecta la función normal del cerebro debido a la actividad convulsiva. Los niños con epilepsia corren el riesgo de tener dificultades de aprendizaje y depresión. Sin embargo, no todo el mundo presenta esos síntomas, que en ocasiones también forman parte del desarrollo normal del niño independiente de la epilepsia y del tratamiento. La epilepsia afecta la vida del individuo, sus familias, sus amigos y su comunidad. Es especialmente difícil no saber cuándo va a ocurrir la próxima convulsión. Cuidar a una persona con epilepsia involucra los esfuerzos de todos para proporcionar un entorno seguro y para prevenir lesiones.

La persona con epilepsia experimenta un aura (variedad de síntomas) antes de la convulsión. Algunos ejemplos son: dolor de cabeza, náuseas, mareos, nerviosismo y otros síntomas. A estos pre-síntomas se les llama **aura**. Hay personas que de repente caen al suelo y convulsionan, luego empieza la actividad convulsiva, mi nieta solo tenía un grito o llanto durante su dormir y veces nada que nos hiciera saber que iba a tener una convulsión.

Finalmente, voy a mencionar los síntomas **postictales**, o sea después de que se terminan las convulsiones. Algunos síntomas son: dolor de cabeza, ansiedad, no recordar, náusea, vómito, cansancio, y confusión momentánea. Todo es individual, no todos tienen estos síntomas. No todas las personas tienen las mismas reacciones o síntomas. Lo importante es monitorear al paciente de cerca y tomar precauciones de convulsiones para prevenir cualquier lesión. Nikalette tenía un dolor de cabeza y se sentía muy cansada.

Estoy sugiriendo las siguientes intervenciones de enfermería hospitalaria. Por un largo tiempo, estuve participando en una investigación para mejorar los estándares y reglamentos de hospitales para el cuidado de los pacientes. Por esa razón, sugiero implementar el reglamento y protocolo de acuerdo con el hospital de su país.

Inmediatamente después de que el paciente es admitido o está en proceso de admisión en un hospital. Implementa los estándares del cuidado del paciente con convulsiones.

1. Coloque al paciente en precauciones de convulsiones epilépticos. Aplique una identificación en su cuarto y en su muñeca indicando que es epiléptico. Coloque casco de cabeza para proteger en caso de caídas si es necesario. La enfermera deberá quedarse con el paciente si está el paciente convulsionando acostarlo al lado para drenar las secreciones y monitorearlo, Neuro examen, alerta estado mental, nervios craneales, movimiento de funcionar, sensación y los reflejos. Signos vitales.

2. Oxígeno y máquina para succionar secreciones. Usarlos cuando sea necesario.

3. Los carriles de la cama mantenerlos arriba 3 solamente no los cuatro solo tres si solo son dos mantenga uno arriba y uno abajo y poner almohadillas forrando los carriles de la cama.

4. No restrinja al paciente, cuando esta con convulsiones.

5. No aplique nada en la boca cuando está teniendo una convulsión. La posición es acostada de lado.

6. Observe al paciente- dar cuidados de cabecera, el aura, síntomas antes de la convulsión, la convulsión que partes del cuerpo están convulsionando y la duración del ataque epiléptico y el estado post ictal síntomas después de la convulsión, notifique al médico en cuanto sea necesario.

7. Describa y escriba en el expediente o el récord electrónico del paciente continue monitoreando al paciente, y reporte al médico el efecto terapéutico de los medicamentos y efectos secundarios.

8. Después de la convulsión, examine al paciente Neurológico examen su estado mental desorientado, estado alterado de conciencia y los síntomas. Anote todo en el expediente del paciente.

9. Eduque al paciente y a la familia en el cuidado del paciente, los medicamentos y las precauciones,

como el seguimiento con los médicos, y exámenes de sangre después de salir del hospital.

10. Mantenga el récord de las convulsiones y administre los medicamentos ordenados a tiempo de su horario de tomarlos

11. Cuando el paciente tiene una convulsión, debe acostarlo de un lado para que pueda expulsar las secreciones, cuidé y observar al paciente, mantenga el cuidado de cabecera y notificar al médico inmediatamente.

12. Mantenga el monitoreo por 24 horas, con una videocámara o una persona cuidando al paciente si es necesario las 24 horas.

13. Administre los anticonvulsivos a tiempo recetados por el médico. Identifique la primera persona responsable que ayuda al paciente en casa.

14. Eduque al paciente y a la familia con los medicamentos y sobre la ayuda disponible en la comunidad, como son los grupos de apoyo programa de salud en casa, enfermeras, trabajadora social, terapistas y seguimiento a las citas con sus médicos.

15. Mantenga una identificación como pulsera de epilepsia. que indique que el paciente tiene convulsiones.

16. Mantenga el récord de las convulsiones y describir la convulsión y el tiempo de la duración

17. Mantenga la alerta de ruido y precauciones para evitar caídas o accidentes

18. Mantenga 24 horas una cuidadora si se necesita

19. Antes de la salida del paciente del hospital. Escriba las instrucciones de seguimiento con medicamentos, dieta, ejercicios, y citas con los médicos, servicio de trabajadores de la salud y grupos de apoyo.

Factores de riesgo de no tomar los medicamentos para controlar las convulsiones

Puede ocurrir la muerte repentina si la persona no está tomando los medicamentos anticonvulsivos recetados por su doctor adecuadamente, o si se toman otros medicamentos sin consultar con su médico. Si la persona entra en estado epiléptico y tiene muchas convulsiones, una tras de otra, favor de llamar a los servicios de emergencia y pedir una ambulancia si está en casa o en otro lugar público por favor conozca los números de emergencia.

Instrucciones en casa cuando la persona tiene convulsiones

1. Mantenga precauciones para prevenir caídas remover objetos peligrosos, un casco protege la cabeza, una identificación que es epiléptico una alerta de ruido o un perro de servicio, una video cámara, un teléfono, una persona que monitore

las 24 horas, si es que son necesarios. Seguir con los medicamentos ordenados por su Doctor. Si hay convulsión la posición acostada es de lado para que las secreciones salgan de la boca y no poner nada en la boca ni restringir a la persona que esta convulsionando. Nunca debe de estar en posición boca abajo ni que la persona este sola en casa.

2. Atender las citas con sus médicos, seguimiento de exámenes de sangre, y otros estudios.

3. Mantenga la puerta abierta y su teléfono de la recamara de la persona con convulsiones.

4. Describa y escriba la convulsión desde antes de empezar. la duración de la convulsión y las molestias después de la terminación de la convulsión en un cuaderno o si usa computadora mantenga la información para su médico, si se la puede mandar electrónico o hacer una cita inmediatamente, y continue monitoreando si hay varias convulsiones o son prolongadas llame al servicio de emergencia y reporte al médico el efecto terapéutico de los medicamentos y efectos secundarios.

5. Continue las instrucciones de seguimiento con medicamentos, dieta, ejercicios, y citas con sus médicos y grupos de apoyo. Anotar los teléfonos de emergencia.

CAPÍTULO 13

Nuestra Experiencia con el Duelo

Nos despedimos de Nikalette en la funeraria. Fue increíblemente triste. Abracé a muchos estudiantes y los escuché. Más de quinientas personas asistieron a su funeral. Una amiga dijo que ella contó mil personas. Muchas personas me dijeron que tuvieron que estacionar su automóvil a más de diez cuadras de la funeraria. Dimos la bienvenida a todos sus maestros, compañeros de clase y amigos de su escuela. También asistió su neurólogo con su enfermera del Hospital General Luterano de Park Ridge, Illinois. Su pediatra, la Dra. Nadia, y su enfermera de Aurora, al igual que otros amigos del Centro Médico de la Universidad de Rush en Chicago y el hospital la Universidad de Loyola nos acompañaron en nuestro duelo. Más de treinta enfermeras, terapistas y cuidadores de pacientes vinieron después del trabajo para darnos sus respetos. Amigos y familiares vinieron de otros estados. Su hermana mayor Janessa, hermanos; Juni, Cesar y sobrinas vinieron de

Tampa, Florida y su hermano de crianza Jordán, sus tíos Philips, Joe, y su padrastro George vinieron de Texas. Sus tías Connie, Elizabeth, y primas Lupita y Daniela vinieron de México.

¿Por qué le pasó esto a una persona muy joven que solamente estaba haciendo el bien y ayudando a los demás?

Esa era mi pregunta y también de muchas amistades y familia por los primeros días. Las primeras dos semanas después del funeral de Nikalette estuve en estado de shock. Pasé por la etapa de la negación durante muchos días. Me la pasaba llorando, sin poder dormir, comer ni hacer nada. No tenía energía y estaba muy deprimida. Sólo cuando iba a misa o cuando rezaba el rosario con familiares y amigos, rezamos el rosario por nueve días a las seis de la tarde con lideres religiosos familia y amigos yo me sentía un poco mejor. La gente vino a orar junto con nosotros y sus compañeros de clase. Tuvimos a unas doscientas personas en mi casa durante las primeras dos semanas después del funeral. Diariamente nos visitaban por lo menos treinta personas, ya fueran amigos, familia o estudiantes. Nos trajeron comida y pasteles. Lo más importante durante esos momentos fue que compartieron muchos recuerdos de mi nieta. Nos platicaban como Nikalette animaba a los estudiantes a unirse a deportes u otras clases. También nos dijeron que ella siempre los escuchaba, les traía flores en sus cumpleaños y rezaba con ellos si tenían una necesidad emocional o espiritual y les ayudaba con sus tareas.

El duelo a través de la fe en Dios.

Las únicas formas en las que yo he encontrado consuelo han sido asistiendo a la iglesia todos los días o visitando a Nikalette en el cementerio. El proceso de duelo es como cualquier otra enfermedad. Nuestras emociones son muy intensas. El duelo varía de individuo a individuo, porque todos reaccionamos de manera diferente a una pérdida. El duelo es influenciado por nuestra personalidad, entorno, cultura, autoestima, y experiencias pasadas. Nuestros sentimientos pueden ser dramáticos o poco dramáticos. Es normal tener esas emociones. No estás solo si es que estás pasando por momentos difíciles. En nuestras vidas, todos sufrimos. El sufrimiento puede ser causado por: la pérdida de nuestros seres queridos, el divorcio, la pérdida de nuestra independencia, la separación de las familias, una enfermedad, o cualquier otra crisis de una experiencia dolorosa.

Mi fe es un regalo de Dios.

Romanos 10: 17 "Así la fe viene de lo que se oye, y lo que se oye viene por medio de la palabra de Cristo".

En los primeros días, después de la muerte de Nikalette, no tenía energía. Sufrí inmensamente por la ausencia de Nikalette en mi vida. Sentí que nos la habían quitado demasiado temprano en su vida. Solo tenía diecisiete años. Mi esposo y yo somos de la tercera edad y estamos más cerca de ir con nuestro Señor que mi querida nieta. Sentí que deberíamos ser nosotros los que muriéramos, y no ella.

El señor nuestro Dios nos ayudó a controlar este dolor. Debido a que lloraba cada vez que la recordaba, comencé a ir a la iglesia mucho más seguido. Iba a la iglesia de la Santa Cruz en Batavia para la Adoración Eucarística dos o tres veces al día. Conforme iba sintiéndome mejor, iba con menos frecuencia. Ahora voy una vez a la semana, o cuando se pueda. Rezo diariamente y asisto a misa en la iglesia de Santa Rita, en la Abadía de Marmion en Aurora, en el hospital Ascensión Mercy. Visitar las iglesias es muy consolador. Me sentía desesperada por ir a un lugar santo. Tenía un fuerte deseo de asistir a misa. Traté de mantenerme ocupada, pero a veces no quería contestar el teléfono ni hablar con nadie. Fue emocionalmente doloroso.

Mi profunda fe en Dios me ayudó espiritual y emocionalmente a aceptar el plan de Dios y a seguir adelante. Podemos crecer tremendamente en situaciones difíciles, inesperadas y dolorosas, aunque estemos sufriendo inmensamente. Un día fui al panteón y encontré a dos mujeres americanas. Parecían tener alrededor de treinta años y estaban viendo la tumba de mi nieta. Yo les pregunté si ellas conocían a Nikalette. Me dijeron que no pero que estaban paseando y que les llamaron la atención las flores que tenía Nikalette en su tumba. Decidieron detenerse a ver la tumba con rosas rojas y su piedra en forma de corazón. También tenía cuadros de Nikalette y la Virgen de Guadalupe. Me dijeron que ella era increíblemente joven y hermosa. Ese gesto me consoló porque recordé que, aunque Nikalette está en el cielo, aun así, atrayendo a la gente para bien. Para mí, la forma de honrar la memoria de Nikalette era escribiendo un libro sobre su vida. Mi princesa luchó contra la epilepsia como una guerrera. Al mismo tiempo, ella fue una inspiración para muchos estudiantes y trataba de ayudar a otros que tenían alguna dificultad o necesitaban ayuda en la escuela, deportes o con consejos.

Descripción breve de varios neurotransmisores afectando nuestra salud si hay un desnivel ya sea bajo o alto causado por el duelo u otros problemas de enfermedad.

1. **La serotonina** (5-hidroxitriptamina) un neurotransmisor que nos ayuda a mejorar nuestro estado de ánimo. Si hacemos ejercicio y tenemos pensamientos positivos, esto ayuda a producirla

2. **El glutamato y el ácido gamma-aminobutírico gaba** son los principales neurotransmisores. Trabajan juntos para controlar el proceso y el equilibrio en el cerebro. Tiene un efecto de relajación, y ayuda a la memoria y el aprendizaje. Fuente de glutamato- son los tomates glutamato, el maíz, la leche de vaca, los plátanos, el queso y el chocolate.

3. **Las endorfinas** (morfina endógena hormona de la felicidad) son neuropéptidos opioides que ayudan a controlar el dolor y las emociones, y mejoran el estado de ánimo. Se produce si hacemos ejercicio 30 minutos diarios, ya sea ejercicio aeróbico o anaeróbico caminar o ejercitarse en el gimnasio.

4. **La dopamina** (Clorhidrato) y serótina son neurotransmisores controlan el movimiento y las emociones. Ayuda al cuerpo a moverse, controlar los músculos y mejorar el comportamiento, los sentimientos positivos, ser amables con los demás y bueno para nuestra salud comiendo, plátanos legumbres habas o habichuelas y tomates.

5. **El cortisol** (hidrocortisona)es una hormona que responde al estrés y también neurotransmisor. Si tenemos un alto nivel, los síntomas son fatiga, dolor de cabeza, hipertensión, comportamiento irritable. Necesitamos relajarnos y hacer ejercicios más a menudo, 30 a 45 minutos de tres a cinco

veces por semana. El ejercicio fue útil para nosotros como familia para sentirnos mejor.

6. **La epinefrina o adrenalina.** Es hormona y neurotransmisor. En medicamento ayuda a relajar las vías respiratorias y estrechar vasos sanguíneos esto ayuda a personas con picaduras mortales. Su función primaria es aumentar el gasto cardíaco; aumentar la frecuencia cardíaca y elevar el nivel de glucosa. La Epinefrina es liberada por las glándulas suprarrenales que se localizan en la parte superior del riñón. Y también esta hormona nos ayuda actuar rápido en situaciones de emergencia, también hay un medicamento de epinephrine para tratar las alergias severas.

7. **La norepinefrina y la epinefrina** ambas desempeñan el papel que implican los estados de alerta en la respuesta de lucha o huida del cuerpo que nos ayudan a actuar en momentos de peligro o estrés. El cerebro envía señales para estimular el sistema nervioso autónomo. El sistema nervioso simpático y parasimpático impulsa la respuesta de lucha y huida durante 60 segundos. Es una respuesta al estrés agudo. (Todo esto sucede dentro de nuestro cuerpo. Lo notamos solamente por los síntomas).la norepinefrina medicamento es usada para paros cardiacos y la hipotensión la presión arterial muy baja.

Yo siento que tuve todos los síntomas de la depresión. No tenía apetito, pero me obligaba a comer verduras. También comía alimentos ricos en proteínas, como productos lácteos, huevos, pescado y pollo. También consumo helados o pastel de chocolate ocasionalmente, frutas, muchos líquidos, vitaminas. Además, hago ejercicio diario. Mientras pasaba por mi depresión, también tomaba una pastilla para dormir porque tenía insomnio. Es fundamental dormir bien para mantener una buena salud. Si se enfrenta a una situación dolorosa similar, consulte a su proveedor de atención médica. Todos mis síntomas eran la respuesta típica al duelo. Sin embargo, el dolor emocional puede deberse a muchos otros eventos traumáticos en nuestra vida, como perder el trabajo, el esposo, la mascota o la casa.

El duelo también afectó mi cognición, mis emociones y mi comportamiento durante tres o cuatro semanas. Algunos de mis síntomas eran: pesadillas, incertidumbre, imágenes intrusivas, sospecha, culpar a los demás, problemas de concentración, aumento o disminución de la conciencia e hipervigilancia. Mi familia y yo experimentamos dificultades para poder concentrarnos y atención insuficiente. Esos síntomas sólo duran las primeras dos a cuatro semanas.

Toda mi familia experimentó diferentes síntomas. Yo experimenté miedo, culpa, ansiedad, aprensión, arrebato emocional, depresión, conmoción, negación y pánico.

Solía llorar y llorar, a veces en soledad. A veces no podía parar de llorar. Otras veces lloramos juntos o compartimos historias sobre Nikalette. También nos reímos a veces cuando ordenábamos sus fotos o recordábamos momentos felices que compartimos con mi nieta.

Caminar me ayudó para poder despejar mi mente. Noté cambios en la comunicación. No quería contestar el teléfono ni socializar. Algunos miembros de mi familia tuvieron que ver a un especialista para recibir ayuda adicional y fue muy beneficiosa para confrontar el dolor inmenso pero lo que definitivamente ayudo es nuestra fe en Dios y atender a misa diariamente. Si se enfrenta usted en una situación similar y tiene muchos síntomas, consulte a su médico para una evaluación y tratamiento médico. Yo, como enfermera, lo recomiendo y el acercamiento a nuestro padre Dios.

El proceso de duelo incluye negación, ira, negociación, depresión y por último aceptación. Pero el proceso de duelo no ocurre en orden. Todos tenemos diferentes necesidades y diferentes habilidades para pasar el duelo. Nuestra reacción a las crisis y trauma emocional también depende de nuestra genética, entorno, sistema de apoyo, amigos, familiares, y nuestra experiencia del pasado. En mi propia experiencia, tuve negación al principio, luego regateo, depresión y aceptación. Sin embargo, a veces ya menos frecuente estoy enojada conmigo misma, pero el tiempo y nuestra fe en Dios me han ayudado a sanar.

El 14 de agosto de 2018, sólo tres meses después de que murió Nikalette, perdí a mi querida hermana Irma. Murió de septicemia después de un trasplante de riñón. El 16 de octubre de 2018, murió una compañera de trabajo. Era una joven enfermera que murió inesperadamente. No asistí a su servicio funeral porque estaba en el hospital cuidando a mi nieto Sam Anthony, quien se sometió a una revisión del muñón de la pierna izquierda debido a un dolor intenso y problemas con su prótesis. Luego, en diciembre 20 del 2018, un amigo de toda la vida murió por problemas cardíacos. Todas estas muertes ocurrieron un tras de otra y poco después de la muerte de Nikalette todo lo que estaba pasando no me dejaba sanar yo me la pasaba llorando por mis seres queridos el único consuelo para mí era asistir a misa diaria y estar orando con mi familia.

El 26 de diciembre de 2019, asistí al funeral del padre Gerardo Manuel Gómez Reza. Él era un joven sacerdote de la iglesia de Santa Rita que murió de cáncer a la edad de 35.y él fue diagnosticado solamente 5-6 semanas antes de su partida a la vida eterna. Otra vez yo no podía dejar de llorar después de cada funeral especialmente cuando atendí las misas y los ritos de las funerarias revivía mis emociones traumáticas de todos mis seres queridos y de mi nieta. Nikalette había tenido una buena relación con el padre Gerardo Manuel Gómez Reza, al igual que el resto de mi familia. Todos lo extrañamos. El padre Gerardo Manuel hizo muchas ceremonias religiosas, misa de quince años a mis dos nietas confesiones para nuestra familia, incluyendo la misa fúnebre de mi nieta y la ceremonia en el cementerio. A pesar de que el padre Gerardo Manuel estuvo un corto tiempo en nuestras vidas puedo decir que dejo también sus enseñanzas religiosas con todos nosotros.

Me sentía como en un sueño durante unos días después de cada funeral. Revivía todo de cada funeral al que había asistido. Todo fue muy doloroso y no sé cómo explicarlo. En cuanto empezaba a sentirme bien, ocurría otra pérdida de un ser querido y respetado y se me venía a la mente el funeral de mi nieta. Sabía que me causaría mucho dolor y podía enfermarme si elegía permanecer en ese estado por largos períodos. Tenía que aceptar la realidad de la situación. Continuar deprimida causaría problemas físicos y psicológicos por el resto de mi vida.

También sentí ira y alejé a las personas. Di excusas, tuve comportamientos inapropiados y me retraje para evitar el dolor. Me negué a contestar el teléfono durante más de 4 meses. Mi enojo era por no haber podido salvar a Nikalette, después de tantos años de experiencia como enfermera. Luego perdí a otras cuatro personas encantadoras a las que estaba muy unida. Todos ellos desaparecieron en un período de tiempo muy corto. En sólo dieciocho meses se fueron cinco personas muy queridas.

Este paso fue difícil para mí debido al sentimiento de culpa y al preguntarme constantemente qué podría haber hecho para evitar la pérdida de mi Nikalette. Estaba negociando con Dios. Me sentía mejor al asistir a la iglesia y grupos de oración, todos los días y poniendo todo en las manos de mi Señor Jesucristo. Tranquilamente dejé ir las pérdidas del pasado, y acepté mi nueva realidad. Me incorporé poco a poco a mi rutina de ser voluntaria y continuar visitando pacientes en sus casas y me uní a otro grupo religioso los viernes.

Según la literatura, algunas personas son resilientes y pueden recuperarse del duelo en un período corto. De alguna manera, otros quedarán atrapados y es posible que no puedan salir de su pérdida y duelo por mucho tiempo. Me tomó casi tres años, días bien y días no muy bien, pero me tomo largo tiempo sentirme sanada. Finalmente, puedo disfrutar de la vida nuevamente. Hubo un tiempo cuando pensé que, sin Dios, y mi fe inmensa en JESUCRISTO Y LA VIRGEN en mi vida no sobreviviría la separación de mi nieta Nikalette era como nuestra hija y también sufrir el resto de mis seres queridos que trascendieron a la eterna vida con nuestro Dios omnipotente. Pasé por todos los pasos del proceso de duelo. Mi Señor Jesucristo me dio fuerza y profundicé mi fe para continuar asistí a un nuevo grupo de apoyo en mi iglesia por varios meses y me ayudó mucho porque muchas personas estaban pasando un duelo. Finalmente pude aceptar este período doloroso y pude despedirme de cinco familiares y amigos muy queridos que se me adelantaron. Que descansen en paz con nuestro Señor.

Nuestra intervención para el duelo.

Nosotros, como familia, tuvimos sesiones de asesoramiento dos o tres semanas después del funeral con el Rev. Monseñor Robert J. Willhite. Mi hija también asistió a una sesión con un consejero y trabajador social y un grupo de apoyo. Apreciamos su tiempo y amabilidad. También vimos a nuestro médico de cabecera. A veces, me descuidaba por un tiempo y luego hacía citas para ir a una manicure, pedicure y masajes. Oramos juntos como familia, y también lloramos juntos. Además, nos escuchamos unos a otros. Cenamos en familia y con compañeros y amigos de Nikalette. Me uní a otro grupo interreligioso en la iglesia Sta. Rita para obtener apoyo espiritual adicional y mantener mi bienestar emocional.

Encontré en la literatura de investigación acerca del duelo que las personas pueden morir debido a un duelo que no se resuelve, que no pueden manejarse por sí mismos o que no pueden funcionar como una persona regular. Según la investigación, otros síntomas de duelo no resuelto incluyen: la incapacidad para dormir y también dormir por mucho más tiempo (de 10-16 horas), malestar gástrico, falta de apetito, ansiedad, ira, frustración y mal genio. Podemos estar para siempre en esta etapa si elegimos permanecer en la negación, el shock o la negación, ansiedad y depresión, lo cual no es saludable porque todas las sustancias químicas neurotransmisores del cerebro están sin equilibrio. La depresión puede conducir a un duelo no resuelto. Eso puede llevarnos a conductas malas adaptativas agresividad que nos llevan a adicciones como comer en exceso, o no comer, adicción a los juegos, fumar, tomar alcohol, compras excesivas, drogas, cocaína y otros estimulantes.

Como enfermera con experiencia, mi sugerencia es que consulte a su médico o un consejero. Si se encuentra en una situación parecida a la mía, asista a la iglesia y entregue todo al Señor nuestro Dios. Sugiero hacer ejercicio, hacer servicio comunitario y tener una dieta saludable. Si se pueden conectar con un grupo de apoyo por medio de la iglesia o ver al psicólogo, trabajador social, también lo recomiendo. Estos servicios son de suma importancia para prevenir otros problemas. Encuentre nuevos amigos en la iglesia. Es extremadamente difícil adaptarse a una nueva situación, así que manténgase conectado con Dios, la familia, los amigos y la comunidad y por favor no se divorcie si está casada o tiene pareja no deje su trabajo, no hacer compras de mucho valor como la compra de una casa nuestra mente no está para esas cosas como compra de carro, alhajas y otras más propiedades que después podamos arrepentirnos.

No es fácil dar el primer paso, ni siquiera para hacer las citas. Recuerdo que no era yo misma. Lloré hasta que no salieron más lágrimas. Fue un tiempo muy doloroso. Lo único que fue de gran ayuda para mi familia y para mí fue rezar el rosario todos los días y asistir a la misa con más frecuencia. Como enfermera, sentí que necesitaba seguir adelante. No quería curarme parcialmente. Necesitaba sanar holísticamente: de cuerpo y mente, lo físico y lo espiritual. También doy las gracias a mi familia y mis amistades ya que todos nos reuníamos, orábamos o comíamos juntos. También nos reíamos compartiendo anécdotas con Nikalette.

Quería curarme rápido para poder consolar y apoyar a otros y continuar trabajando como enfermera Registrada y ser voluntaria. Recuerdo cuando Nikalette nos decía que fuéramos más fuertes porque Dios nos ama a todos. Esa era una de sus frases favoritas. La usó una y otra vez con sus compañeros de clase, amigos y familiares. Es reconfortante saber que Nikalette estaba enseñando a sus compañeros de clase a estar cerca de Dios para poder tener éxito en la vida.

Si por alguna razón no podemos sanar de la pérdida de un ser querido o de cualquier otra tragedia, nos enfrentamos a un duelo incompleto. El escribir este libro me ha ayudado a sanar porque fue muy terapéutico escribir sobre mi propia experiencia. Me ayudó el poder expresar mis sentimientos y poder ayudar a otros con mis conocimientos de mi profesión, de mi relación con Dios y de mi vida familiar viajes con Nikalette. Las reuniones que tuvimos con las amigas de Nikalette ellas escribían, poemas, anécdotas, mensajes que Nikalette les dio y que siempre mencionaba esta frase" Dios te ama." Es de gran ayuda verbalizar nuestras emociones, me llevo mucho tiempo escribir todo esto por la razón que no podía ni me sentía que era yo.

Cuando no hay un sistema de apoyo, es difícil la travesía del duelo. Sanamos emocionalmente si tenemos fe en Dios y apoyo de amigos o familiares y verbalizamos nuestro dolor, emociones, experiencias. Acércate a Dios si estás pasando por unos momentos dolorosos. Todo es diferente sin la familia y los amigos. Es difícil atravesar el proceso de duelo solo. Necesitamos estar con personas positivas y serviciales. Me mantuve alejada de las personas tóxicas y negativas para preservar mi salud, especialmente cuando estaba lidiando con tanto dolor traumático, y emocional. Después de tres años de la muerte de mi nieta, mi hermana, dos amigos y nuestro sacerdote, me conforta saber que algún día estaré también con ellos y con Cristo Jesús.

Quiero sugerir por favor a todos los lectores que sepan que mantenerse conectados con Dios, familiares y amigos es esencial para la salud. Lo digo como enfermera ya que la mayoría de mis pacientes que estaban conectados en su iglesia y con su familia mejoraban más rápidamente que los que no tenían a nadie. Sea consciente de sus pensamientos y sentimientos. Conéctese con su familia y su comunidad. Asista a la iglesia o sea parte de cualquier otro grupo de apoyo. Por favor no se aísle, especialmente si está pasando por una situación difícil.

Podemos crecer enormemente cuando nos enfrentamos a un evento trágico y doloroso. Todos los días aprendemos algo bueno y algo no muy bueno. Hay que ser muy positivos, especialmente cuando hay experiencias difíciles de asimilar o inesperadas. Para mí y mi familia, fue escribir este libro en español y otro libro en mi segundo idioma el inglés, para poder honrar la vida de Nikalette una princesa guerrera lo que más nos ayudó. Es el saber y lo explico en este libro que Nikalette hizo una diferencia e impactó a otros en su corta edad logro éxito en todo lo que ella se proponía. Una chica extraordinaria que a muy temprana edad recibió la gracia de Dios y por esa razón tuvo éxito. Más aún, ahora lo sigue haciendo a través de este libro. Mi querida amiga y abogada en Illinois Margarita Marchan Mankus, una persona muy querida por toda mi familia y la comunidad, me dijo en la funeraria el día de visitación de mi nieta, ¨Lilia, Nikalette logró más éxito en su corta vida que algunas personas de cincuenta años, yo lo entendí porque Nikalette recibía la gracia de Dios orando diariamente¨. Estas palabras de mi amiga aliviaban mi dolor.

Como cristiano católico, creo en Jesucristo como mi salvador. Le pido a Dios que me perdone por lo que hice y no fue de su agrado. También le pido perdón por lo que yo pude hacer y no lo hice. Él nos guiará a la vida eterna para estar con nuestros familiares y amigos que ya han partido de este mundo. Pero, además, aquí en este mundo, nuestra vida es mejor sentido en todos los aspectos si tenemos una conexión espiritual con Dios. Nos beneficia a todos los que honestamente creemos en nuestro Señor Jesucristo. Respeto cualquier creencia religiosa en nuestro Creador y admiro a las personas con una fe fuerte, y profunda practicando su verdadera fe cristiana, pero me da mucha pena que existan personas que se enfrentan solas al duelo sin conocer a Dios o no tener familia.

CAPÍTULO 14

Las últimas asignaciones de Nikalette de su escuela.

Escrito por Nikalette
Profesora Sheila McQuade

La tarea de Nikalette fue analizar una cita que la influye.

Cuando tienes algo en mente y trabajas duro para lograrlo, te sientes satisfecho y orgulloso de ti mismo. Esta cita afecta mi filosofía de vida al recordarme que no me rinda y que siempre me mantenga fuerte, no sólo en mi educación sino también en cuanto al atletismo. Todo esto demuestra lo duro que es trabajar y los resultados que obtengo al final por estar siempre dedicada. Fortalece mi mentalidad y forma de ver las cosas.

"Cuando siempre estás siendo respetuoso y positivo, suceden cosas buenas. Además, cuando le muestras a la gente que tienes fuerza para terminar y no rendirte; tienes fe en Dios y en ti, lo que aumenta tu confianza y valor. Tener metas que alcanzar, la fe en Dios a tu lado y la determinación, te ayudarán a través de cualquier lucha en el mundo." Esta cita muestra que nadie puede competir contigo o derribarte una vez que te señalen como una persona dedicada, siempre alcanzarás tu destino de metas en la vida. Para concluir, esta cita reflexiona sobre cómo soy yo. Como persona, nunca me rendiré sin importar qué distracciones se interpongan en mi camino. Me daré cuenta de lo lejos que he llegado y sabré que para seguir adelante seguiré trabajando duro y dando mis mejores esfuerzos con mis obstáculos con mi salud, deportes, estudios académicos o simplemente en la vida.

Otro escrito fue un ensayo personal para enviar con su solicitud de ingreso a la universidad. Lo escribió el 4 de mayo de 2018, seis días antes de que ella muriera a causa de una convulsión epiléptica. Fue hecho para su clase de inglés y de ciencias académicas de la salud (HOSA).

Ensayo de declaración personal

Hola, mi nombre es Nikalette Rivera Simental. Tengo 17 años y actualmente soy estudiante de la escuela secundaria West Aurora. Soy una persona extrovertida, decidida y apasionada a la que le encanta involucrarse. Ahora, para comenzar, me gustaría informarles sobre algunos pasatiempos y cualidades únicas sobre mí. Soy una corredora de campo, y cuando no estoy corriendo, generalmente estoy haciendo ejercicio en el gimnasio. Además de ir al gimnasio, me encanta estar activa y viajar. Hasta ahora he visitado varios lugares en Canadá, Florida, México, Nueva York, Puerto Rico, Tennessee y Texas.

Planeo continuar viajando y experimentando cosas nuevas y diferentes durante los próximos años. También soy un enlace y una asistente de estudiantes de mi escuela (Link Leader y Student Assistant). Una líder y una asistente de maestros en su escuela (Aurora West High School) Un líder de enlace es una persona que ayuda a los estudiantes de primer y segundo año a involucrarse en los planes de estudio y extraescolares. Aseguro de que se sientan bienvenidos y los ayudo con las clases académicas y deportes, los puedo referir a otros maestros o ayuda necesaria. También soy parte de la Academia de la salud (HOSA), que es una academia para cualquier estudiante que planea ingresar al campo de la medicina, y de la salud en el futuro.

Además, me graduaré un semestre antes de la escuela secundaria y obtendré mi título o certificado de asistente de enfermera en el otoño. Mis metas futuras son extremadamente altas y estoy decidida a alcanzarlas. Si aún no te has dado cuenta, soy una persona que nunca se rinde y siempre termina lo que empieza. Una de mis citas favoritas que se relacionan con mi capacidad atlética para correr es "Un requisito para ganar la carrera es que tienes que estar en la carrera". Espero mantener un buen espíritu y seguir trabajando duro a través de todos los obstáculos que se presenten en el camino.

Además, el verano pasado estuve en un concurso aquí en Aurora, Illinois. Estuve compitiendo contra otras dos chicas para ser la reina de Puerto Rico de Aurora. Mi padre, que falleció cuando yo tenía menos de un año, era 100% puertorriqueño. Nunca llegué a conocerlo o crear recuerdos con él. Entonces, para que él se sienta orgulloso de mí, decidí unirme al concurso de candidatas de reinas e investigar información sobre su ciudad. Durante este proceso, aprendí cosas nuevas y me ofrecí como voluntaria en muchos eventos.

Además de eso, pude ir a Puerto Rico por primera vez. Poder viajar allí, fue la mejor experiencia de mi vida. Me sentí muy bienvenida y me trataron como una reina. La parte más asombrosa fue cuando fui al departamento de policía del pueblo de mi padre, Yabucoa. Les dije que actualmente me estaba postulando para un concurso en

Illinois para tratar de convertirme en la reina o princesa de Yabucoa, Puerto Rico.

Una vez les revelé eso, me llevaron a Yabucoa y pude conocer al alcalde. Su nombre es Rafael Surillo y fue agradable y muy acogedor. Después de eso, un policía nos llevó a mi familia y a mí en un viaje por carretera a las montañas. Tan pronto como llegamos a la cima, se podía ver toda la vista de Yabucoa.

Fue un momento sumamente hermoso e inolvidable. Hasta el día de hoy, doy gracias al Señor por esa bendición memorable. Cuando llegó el fin de mi hermoso viaje, no quería dejar mi hermosa isla. Fue lo más difícil que he hecho. Me sentí muy bienvenida, y la vista era impresionante. Finalmente, escribí un trabajo de investigación sobre Yabucoa y la maravillosa visita que realicé. El día del concurso, estaba nerviosa y emocionada. Fui seleccionada y gané dos reconocimientos, uno en Miss simpatía y Miss fotogénica, y el otro en ser la primera princesa.

Terminé ganando Ms. Puerto Rico Princesa de Aurora, Illinois, y fue la mejor experiencia de mi vida. Aunque fue estresante y requirió mucho trabajo, lo logré esforzándome. Ganar el concurso requirió mucha dedicación, confianza, esfuerzo y tiempo. Ahora, como soy la Princesa, puedo estar en una carroza en el Desfile y Festival Puertorriqueño del Centro de Aurora que se realizará este verano. Sin todo el trabajo duro y la determinación, nunca hubiera podido terminar la competencia.

Mis objetivos en la vida son tener éxito, aprender y experimentar cosas nuevas, divertirme y nunca renunciar a las cosas que me propongo. Con Dios todo es posible.

Nikalette apreciaba, respetaba y admiraba a la Sra. Sheila McQuade, maestra de inglés y de las ciencias académicas de la salud (Hosa). Nikalette siempre habló muy bien de sus maestros, pero especialmente de la Sra. Sheila McQuade y la Sra. Smith, su maestra de química. Me dijo que aprendió mucho de ellas y de todos sus maestros.

CAPÍTULO 15

Procesión al Cementerio

Visitamos la tumba de Nikalette en el panteón de Sugar, Grove el primero de noviembre de 2018. Mi adorable ángel y nieta, sólo tenía seis meses desde su trascendencia al cielo con Dios Nuestro Señor. En la cultura latinoamericana, México, Centroamérica y Sudamérica se celebra el Día de los muertos. Todas las personas no participan en esta celebración, pero la mayoría sí celebra este día festivo. En México y Guatemala, celebran el Día de los muertos el primero de noviembre, el Día de los Santos. Quien muere antes de los dieciocho años se considera nuestro ángel. El Día de los Santos es una celebración de la vida y la muerte donde se celebra con festividades. Se visita la tumba y reza. Hay música, ofrendas, y comida. También hay pan de muerto y se ponen flores y ofrendas en la tumba. Se construyen altares en la casa o en la tumba para homenajear a nuestros seres queridos. Los altares tienen sus fotos y su comida preferida. Es una bonita tradición donde recordamos a nuestros seres queridos que se nos han adelantado.

Salimos de mi casa en procesión hacia el panteón alrededor de las 5 de la tarde. Fuimos acompañados por mucha gente que llevaba veladoras prendidas. Los que no podían caminar fueron en su carro. Caminamos una milla. Íbamos rezando o cantando melodías cristianas. Fue una ceremonia de 55 minutos. El Monseñor Padre Roberto Willhite y el diácono Luis Patiño de Santa Rita iniciaron la ceremonia nos leyeron las lecturas de la Biblia, las reflexiones y las oraciones.

Después, los estudiantes, amigos y familiares hablaron sobre sus experiencias con Nikalette. Hablaron de su cálida personalidad, su hermosa sonrisa, su compasión por todos los necesitados, y su liderato en la escuela secundaria como asistente de las maestras y ayudando a los estudiantes con las clases si necesitaban ayuda. Compartieron muchas buenas experiencias con ella. Se sentía el calor humano; unos reían al recordarla mientras otros lloraban. Había paz y tranquilidad. El cielo estaba nublado y la temperatura era un poco fría, como 40-60 grados Fahrenheit. Estábamos cantando y orando cuando de repente se abre el cielo y sale el sol a iluminar la tumba de Nikalette. Apareció una cruz hermosa, una luz del cielo. Una de sus compañeras de escuela sacó una foto del momento en que apareció la cruz en la tumba de Nikalette. Todos exclamaron sorprendidos y se pudo sentir el Espíritu de Dios con nosotros. Puedo decir que muchas personas sintieron la presencia de Dios, incluyendo los líderes de esta ceremonia. Todo era tan pacífico y hermoso. Nunca experimenté tanta serenidad con un grupo tan grande aproximadamente 150 personas muchos de ellos estudiantes de la secundaria a la que Nikalette asistió. Había también personas de todas las edades, pero había más jóvenes. Adultos mis compañeras de mis grupos de oración y varias mamas de los estudiantes, La mayoría eran de la edad de Nikalette ya que eran sus compañeros de escuela y amigos. Sandy habló dando las gracias por asistir a la ceremonia y los invitó a la cena en el salón de nuestra colonia de Prestbury, Sugar, Grove IL. Después, todos fuimos a seguir compartiendo poemas, anécdotas con reflexiones divinas y memorias con Nikalette. Para la cena ofrecimos pollo, hamburguesas, arroz, vegetales, galletas y pasteles. Más de cien personas asistieron y varias de ellas leyeron poemas, reflexiones, y anécdotas para Nikalette.

POEMA DE OPTIMISMO

Por los Abuelos Juan y Lilia Simental

Olvida los errores y tropiezos del pasado
que tu tuviste,

no pierdas el tiempo pensando cosas negativas

que pertenece al pasado, La vida es muy corta,

haz una relación con nuestro padre Jesús

reza a diario

y conéctate con Dios ten Fe en Dios y
practica tu Fe

ayudando a otros, eres un ser positivo y enfócate
en el momento,

se realista con tus imperfecciones o debili-
dades y trabaja

en esas áreas remueva las barreras para hacer-
las perfectas

no te limites tu eres un ser perfecto semejante a Dios

somos sus hijos, en los ojos del padre somos perfectos,

descubre tus talentos y encuentra el propósito de tu vida

y valora tu vida como Dios te la dio tu vida
para triunfar

Haz un amigo nuevo, ama a Dios, y amate a ti
mismo acéptate

y ama a tus semejantes, aunque tengan difícil
personalidad,

acepta tu responsabilidad por tus acciones y
mejora la tarea.

Sueña un sueño grande para el futuro tal vez
sea realidad

para Dios no es imposible, con Papa Dios
hay triunfo

Imagínate volando, flotando en el espacio extremadamente feliz

siéntete feliz al admirar las flores los arboles la
lluvia la nieve

y alégrate cuando las admires da gracias a Dios
por tu salud

puedes ver, comer, caminar sigue caminando con
Dios está a tu lado

en momentos de dolor dios te carga en sus brazos
continúa orando,

hablando con dios, Dios está contigo se feliz con
lo que tienes

la vida es uy corta disfruta la vida, y no te se-

pares de tu Dios y familia.

Por Tia Christy Sims.

Nikalette siempre estará contigo

Todo está bien, estoy en el cielo con todos los
Santos, ángeles, familiares, y amigos que están con
nuestro Padre Celestial. Quiero que mi familia,
mis amigos, mis maestros, mis entrenadores, mis
consejeros, mis médicos y todas las personas que

entraron en contacto conmigo, se rían y sonrían como lo hicimos en el pasado. Por favor, continúen disfrutando de su tiempo como disfrutamos del nuestro juntos. Un día, eventualmente, nos reuniremos en el cielo con nuestro Señor Jesucristo. Mi vida no se ha ido, se ha transformado. Mi espíritu todavía está contigo mientras no me olvides. Siempre viviré con nuestros recuerdos. Quiero que sepan que no tengo dolor, ni tristeza, ni aprensión, ni miedos, ni convulsiones epilépticas. Todo aquí es pacífico, seguro, amoroso, con hermosos jardines, muy brillante. Todo es claro, no hay oscuridad. El brillo está en todas partes. Estoy con Jesucristo Nuestro Señor. Nada de lo que viví con todos ustedes fue en vano. Todo tiene un valor si estamos con Dios. Por favor sigan haciendo el bien, mi encantadora familia, mis compañeros de clase y amigos. Es la única manera para ser felices.

Fortalece tu fe. Estamos aquí hoy. No sabemos sobre el mañana. Sólo nuestro creador está a cargo de nuestras vidas. Para que no sufras el día que fallezcas, mantente firme con el Señor y él abrirá sus brazos para ti como abrió sus brazos para mí. Nos ama a todos sin importar dónde hayas estado, que hayas hecho de tu vida, tu raza o tu género. Dios tiene amor incondicional para todos nosotros, siempre y cuando te arrepientas y lo aceptes como tu salvador y cumplas con los diez mandamientos. Él es Nuestro Padre Celestial, nuestro Señor Jesucristo. Él nos reunirá algún día. Por ahora, tengan mucha fe en él. Nada te hará feliz, sólo Dios y tu familia de Dios. Permite que tu vida brille en paz, amor y esperanza para que otros noten el brillo en tu rostro dado por Dios, como Él me lo dio todo a mí y a los demás que confían en Él. Recuérdame como era antes de ir al Señor, ahora estoy en paz para la vida eterna. El día que vengas al Señor, no temas. Quiero que vueles como yo misma volé. Te esperaré en la puerta de la casa de nuestro Señor, donde es un lugar espiritual. Es muy pacífico, tiene hermosas estrellas, luces, y jardines verdes.

María José, una amiga querida de Nikalette que es muy cercana a toda nuestra familia, escribió un hermoso poema. Ellas dos fueron amigas desde la primaria hasta que Nikalette murió. Ella presentó este hermoso poema a cien compañeros de clase el 9 de marzo de 2019. También presentes ese día estábamos miembros de la familia. En esta ocasión, celebramos los 18 años de Nikalette en la casa de su madre. Todos lloramos con esta presentación.

POEMA por María José García. M.J.G.

Nikalette
tu mentón bien puesto,
tu linda naricita,
La forma en que florecías como una rosa,
La perfecta sonrisa tuya,
Eso acabaría con todo tipo de guerras.
Tu cabello largo y liso que tocaba tus jeans que
siempre usabas y tu grande sonrisa.
Daría cualquier cosa por oírte reír para
hacernos felices.
Ahora todo lo que tengo son videos y fotografías.
Trato de no derramar una sola lágrima.
Sé que todavía estás aquí.
Sin embargo, a veces es difícil
Porque tengo tu recuerdo dentro de mí,
cicatrizado.
Siempre recordaremos el 10 de mayo porque fue
cuando nuestro mundo se volvió gris.
Le preguntamos a Dios por qué no puedes
simplemente quedarte, y nos soltamos llo-
rando y oramos.
Mientras todos tratamos de seguir adelante, nada
reemplazará el hecho de que te has ido.
Dios proteja a Juni, Janessa, Cesar, Raquel, Sam
Anthony, Gordan, Sean, Angelina y otros miem-
bros de la familia, compañeros de clase y amigos.

Que Dios sane el corazón palpitante de tu
madre Sandy porque ella siempre te amará
como nadie más.
Además, perdónanos si nos ves llorar, sólo estamos tristes porque no pudimos despedirnos.
Mientras te liberamos para que vueles, recordaremos mantener la cabeza en alto porque
ahora tenemos un
ángel en el cielo y el cielo está hermoso
con tu sonrisa.
Por favor, sé fuerte, no debes paralizarte.
Hazlo ahora, acércate a Dios pasamos por esta
vida sólo una vez.
La vida eterna es con el Señor.

¿Cuándo terminas tu trabajo entonces?
El Señor suavemente te llamará a casa
de Jesucristo.
Estarás a salvo en Su casa, con todos los
ángeles, santos,
familiares y amigos que ya se fueron con
el Señor y se
ganaron la vida eterna. Nikalette se fue al cielo, pero no
ha sido olvidada, ni nunca lo será.

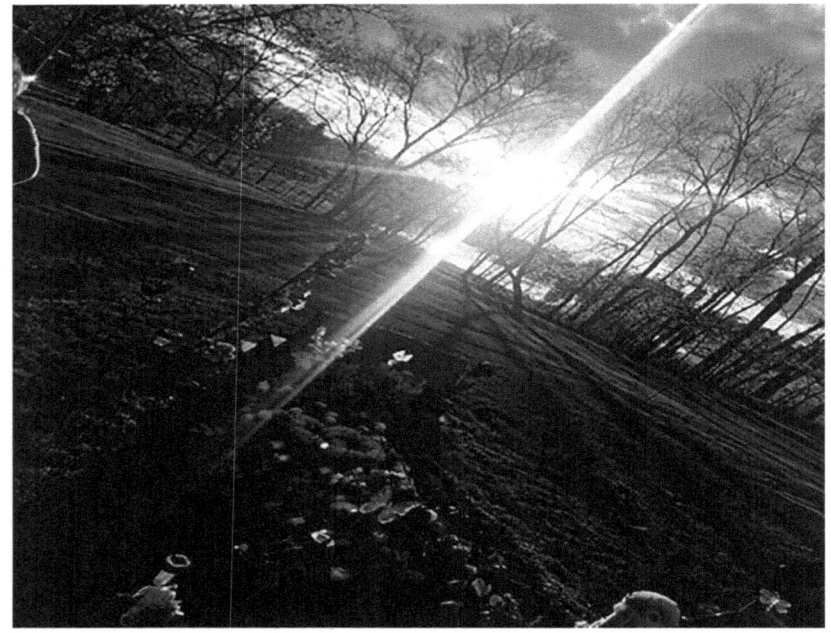

Esta foto es orando en la tumba de Nikalette.

CAPÍTULO 16

Cartas de Consuelo

Comienzo este capítulo compartiendo una carta escrita por Angelina para Nikalette. Angelina, su hermana menor, escribió esta carta en abril del 2019 le ayudó mucho expresar por escrito sus sentimientos.

Estimada Nikalette,

Sé que puede que no haya sido la mejor hermana y lo siento por eso, pero quiero que sepas que siempre te amaré y atesoraré cada momento que pasamos juntos. Ojalá pudiéramos crear más recuerdos juntas, pero espero que sepas que te extraño y te quiero mucho. Significas el mundo para mí, y siempre estarás en mi mente, y espero que lo sepas. Nunca te olvidaré porque fuiste la mejor hermana que alguien pudo tener. Eras inteligente, hermosa y amable. Te quiero mucho y te extraño mucho.

Sé que no hablo mucho de ti, pero es porque sé que todavía estás con nosotros en tu espíritu. Estás en un lugar mejor con Jesucristo. Nikalette, eres nuestro ángel en el cielo ahora. Espero que algún día pueda volver a verte, pero por ahora siempre tendré los hermosos recuerdos y las imágenes que me recuerdan nuestro tiempo juntos.

Nikalette, te admiraba porque eras muy espiritual, creativa, una líder muy fuerte, amorosa y tenías una actitud increíblemente buena. Nos ayudaste con la tarea y las tareas de la casa, fuiste un gran ejemplo a seguir. Eres la mejor hermana y te quiero mucho y te extraño mucho. Nunca cambiaría nada de ti.

Nikalette, fuiste una hermana amable, una amiga para mí. Recuerdo esa preciosa risa tuya y cuando solías jugar conmigo y con Sean, nuestro hermano. Me encantaba pasar tiempo contigo e ir a lugares contigo. Salir contigo y nuestra familia. Nunca olvidaré cómo siempre me pediste que durmiera en la misma habitación contigo debido a tus convulsiones nocturnas. Tampoco olvidaré la vez que fuimos al gimnasio y nos llevaste a mí y a Sean contigo. Admiré la confianza que tenías en todo lo relacionado con la escuela, los deportes, la iglesia, el trabajo comunitario, el servicio voluntario con las personas sin hogar y las celebraciones de Semana Santa. Me encantaba cuando cenábamos todos juntos como familia, creando grandes recuerdos.

Nikalette, ha sido extremadamente duro para mí no tenerte aquí en casa. Eres mi única hermana y te extraño mucho. Tú eres la que solía hablar de todo. Siempre estuviste ahí guiándome y siempre a mi lado. Ahora estoy triste porque ya no tengo una hermana aquí con quien hablar como solía hacerlo. Siempre me escuchaste y pasaste tiempo conmigo. Nunca te burlaste de mí y te lo agradezco. Cuando te hablé de mis sentimientos, como solíamos hacerlo yo y otras personas. Ahora me siento como si a nadie le importaran mis sentimientos como a ti en el pasado. Fuiste la única en escucharme cuando estaba triste o feliz, siempre te tomaste el tiempo para escucharme. No tengo una hermana, nadie con quien hablar como solía hablar contigo porque tú sí me escuchabas y pasabas tiempo conmigo. Si hablo con otros sobre mis sentimientos, se burlan de mí, nadie es como tú. Tus compañeros de clase nos visitan muy a menudo y también lloran mucho. Nikalette, debes saber que tus amigos también te extrañan mucho, vienen todo el tiempo a hablar con nosotros y a llorar con nosotros.

Nikalette, desde tu partida con Dios, también es extremadamente difícil para mamá; llora mucho y siempre va al cementerio a rezarte. Todos en la familia están tristes, lloran mucho, al igual que tus compañeros de clase, familiares y amigos. Nos sentimos mejor cuando vamos a la iglesia, tenemos una fe profunda en Dios. Sé que nos está cuidando, pero siempre trataré de ser fuerte como tú y *continuar con la escuela. Ahora estoy en el cuadro de honor. Asisto al programa de confirmación y a las clases de biblia. Tendré éxito porque me animaste a hacer el bien en la escuela y en los deportes. Siempre recito mis oraciones todos los días. Te quiero mucho y tú estás siempre conmigo. Te extraño mucho. Es bueno que tengo muchas fotos tuyas y excelentes recuerdos tuyos para hacerme compañía. Te amo y te extraño mucho. Pienso en ti todos los días.*

Angelina, tu hermana menor

Nikki Pate, una muy querida amiga de la familia, escribió esta reflexión sobre Nikalette. Aquí se las comparto.

Es difícil para mí elegir un solo recuerdo para compartir de Nikalette, tengo tantos para elegir y para mí las palabras simplemente no me parecen adecuadas. En cambio, me gustaría tratar de explicar quién era Nikalette para mí. Desde el primer día que la conocí me adoptó en su familia y en su corazón no tuve elección en el asunto. Ella era la hija que nunca tuve.

Nikalette era solo 3 meses mayor que mi hijo Camiel, por lo que durante la mayor parte de sus vidas fueron juntos a la escuela y crecieron juntos. Tengo que disfrutar cada fiesta dos veces. Siempre les decía a todos que yo era su tía. Yo era una disciplina en su vida y no creo que ella haya estado nunca en tiempo fuera o en la esquina recibiendo una llamada de atención hasta que me conoció, pero en lugar de rebelarse contra eso, lo abrazó y se esforzó por enorgullecerme en cada paso del camino.

Pasé incontables horas con Nikalette rizando y trenzando su cabello para todas las ocasiones. Llevarla a los eventos, ayudarla con sus tareas y proyectos escolares. Incluso le enseñé que sabía bailar desde que era pequeña. Incluso entonces, trató de liderar como si no supiera cómo seguir.

Ella vendría a mí en busca de consejos sobre cualquier cosa. Video chat para elegir qué atuendo o zapatos eran los mejores para cualquier ocasión o una llamada telefónica sobre cómo quería mantener a su amiga de autolesionarse. Ella realmente se preocupaba por las personas y quería ayudarlas a amarse a sí mismas y ayudarlas a saber que podían alcanzar sus metas si no se daban por vencidas.

Nikalette estaba tan llena de vida y tenía mucho que dar, una joven muy compasiva y espiritual. Quería poder hacer todas las cosas que hacían otros adolescentes, incluso cuando su madre le advertía que no podía hacerlo. Nikalette era terca y se negaba a dejar que su epilepsia la detuviera. Quería vivir la vida al máximo y lo hizo. Saldría, se uniría a las cosas y se sumergiría en retribuir a quienes la rodeaban.

Nunca hubo un momento en que no la vi expresar su absoluta gratitud a quienes la ayudaron o le devolvieron. Por ejemplo, ella siempre se negaba a decirme qué quería como regalo de cumpleaños porque decía que yo hacía lo suficiente por ella todos los días y que no necesitaba comprarle un regalo y, sin embargo, siempre se aseguraba de conseguirme un regalo para mí. Nikalette ocasionalmente con estrés, podría haber sido un poco una diva descarada, pero era mucho más que eso. Además, Nikalette tenía sed de conocimiento, lo que hacía que sintiera curiosidad por todo. Era un poco ingenua, pero no dejó que eso le impidiera hacer una pregunta tras otra.

Siempre sabía cuándo estaba a punto de dejar escapar alguna pregunta extraña y loca porque empezaba a enredar mi cabello y me miraba con esa mirada como si estuviera pensando en la mejor manera de preguntarlo. Los engranajes giraban en su cabeza y, sin embargo, siempre me sorprendía la audacia una vez que se hacía la pregunta. No solo se reía todo el tiempo, sino que también hacía reír a los que la rodeaban porque estaba tan llena de alegría y alegría que era muy contagiosa.

También era una gran oyente y también escuchaba los problemas de otras personas. Además, le encantaban los bebés y los niños pequeños. Siempre estaba jugando con ellos o queriendo sostenerlos. Tengo dos sobrinas jóvenes y siempre las cargaba o las sentaba en su regazo. Ella siempre me decía que un día, cuando se casara, tendría un montón de hermosos bebés mestizos con ojos de color. Me reía de ella y sacudía la cabeza porque esto siempre la llevaba a preguntarme cómo hacer para que tuvieran ojos azules como los míos. Una de las últimas conversaciones que tuvo conmigo fue en mi casa mientras estaba acostada en mi cama, me preguntó si lloraría en su funeral. Le dije que no se le permite morir antes que yo y que mejor que venga a mi funeral y traiga a todos sus amigos porque ninguno de los míos estaría allí.

Solo estaba tratando de bromear con ella y aligerar el estado de ánimo porque no tenía idea de dónde vino esa pregunta, pero luego me puse serio y le dije que, por supuesto, lloraría, estaría más que devastada y que no me consolaría. Que ella sea extrañada y amada por todos, no solo por mí, y que rezo para que nunca tenga que ver el día. Ella simplemente asintió con la cabeza, sí, entendió y tenía su respuesta y luego dijo que me prometió que iría a mi funeral y traería a todos sus amigos. Menciono esto porque fue literalmente unas pocas semanas antes de que falleciera que me preguntó esto y tenía un presentimiento y sabía que iba a ser su momento. Ella nos mira a todos desde arriba, ve cuánto la aman y la extrañan absolutamente, y sé que nos está cuidando.

Nikki Amber Paté

Ahora, voy a compartir unas notas que escribió Sandy, la madre de Nikalette.

Mi madre me ha estado pidiendo durante varios meses que escriba sobre mi experiencia con mi hija Nikalette. Ha sido extremadamente difícil de hacerlo. Ha pasado más de un año y todavía siento que estoy viviendo un sueño, una situación muy dolorosa. Estoy viviendo una pesadilla, deseando que sea un sueño del que pudiera despertar. La extraño mucho, cada momento de cada día.

Cada vez que comenzaba a escribir sobre ella y mencionaba recuerdos de ella, lloraba y lloraba durante horas. Mi hija fue muy especial. Era una mini yo, aunque nunca le gustó que yo se lo dijera, pero yo sabía que en el fondo le gustaba. Nikalette tenía una personalidad hermosa, una gran sonrisa brillante, un lujoso cabello castaño largo y ondulado, sus hermosos ojos castaños claros y su tono de piel bronceado. Tenía la actitud puertorriqueña de su padre y era de carácter fuerte. Nikalette estaba decidida a ser una líder. El padre de Nikalette murió cuando Nikalette ni tenía un año, y ella nunca llegó a tener recuerdos con él. Su padre estaba loco por ella.

Yo le decía a Nikalette que, si su padre estuviera presente, él la habría mimado mucho. Lamento no haberle contado más historias sobre él. Se sentía muy conectada con él a pesar de que no lo recordaba. Estaba extremadamente orgullosa de su padre y de su herencia española. Decía: Soy latina, hablo inglés y español, soy bilingüe. Se molestaba cuando la gente intentaba decirle que no era puertorriqueña ya que solamente su padre era de Puerto Rico. Ella quería representar a su padre en todo lo que hacía para que él pudiera estar orgulloso de ella y de sus logros en la escuela y los deportes. Ahora me doy cuenta de cuánto lo extrañaba en su vida y recuerdo cuánto quería hacer todo lo posible para que él estuviera orgulloso de ella, a pesar de que su padre estaba en el cielo.

Mi hija era hermosa por dentro y por fuera. Era cariñosa, compasiva y decidida a tener éxito en cualquier tarea que se propusiera. Incluyendo el trabajo: académico, deportivo, musical y comunitario. Nikalette era una niña extremadamente espiritual, que rezaba el rosario todos los días con su abuela (mi madre). Era tan espiritual que hasta se suscribió a una aplicación en su teléfono para recibir las escrituras bíblicas diarias. No lo supimos hasta después de que ella se fue al cielo.

Nikalette amaba a Dios y tenía una fe profunda en Jesucristo.

Un mes antes de morir, fue a ver a sus hermanos paternos en Tampa, Florida. Su padre tuvo dos hijos mayores y dos hijas. Los hermanos de Nikalette por parte de su padre se llaman: Juni, Janessa, Cesar y Raquel. Me alegro de que los haya visitado porque la pasó bien y los conoció mejor. Se acercó a ellos y a sus sobrinas. Nikalette amaba mucho a los niños y disfrutaba siendo tía de dos hermosas niñas. Ella amaba a sus dos sobrinas. Cuando Nikalette viajó a Florida, una de ellas tenía como cinco años y la bebé tenía algunos meses de vida.

Nikalette quería convertirse en neurología pediátrica. Admiraba a sus médicos, la Dra. Nadia y la Dra. Farha Tokarz, su pediatra y su neuróloga. Esas dos mujeres fueron influyentes en su vida. Nikalette quería asistir a la Universidad de Loyola en Chicago, IL para estudiar medicina. Hizo un recorrido en su tercer año a Loyola y estaba muy emocionada ese día cuando llegó a casa. Ella dijo,"ya encontré la universidad para la facultad de medicina".

Extraño mucho a mi hija, pero sé que un día me reuniré con mi niña para siempre en el cielo, cuando Dios me llame para estar en su reino. Todavía estoy afligida por su partida, pero estoy segura que pronto me sentiré mejor ya que el tiempo todo lo cura.

Nikalette nunca permitió que su diagnóstico de epiléptica la detuviera para hacer algo. Ella era una verdadera princesa guerrera que luchaba contra su epilepsia todos los días. No se permitía descansar lo suficiente porque quería tener una vida de adolescente normal. Nikalette quería lograr tantas cosas en la vida que a veces me ponía extremadamente nerviosa porque no quería detener ninguna actividad escolar. Ella estaba ansiosa por aprender y quería ayudar a sus compañeros de clase mientras continuaba con sus metas académicas. Ella estaba sobresaliendo en sus estudios y se iba a graduar temprano de la escuela secundaria. Me preocupaba constantemente por sus convulsiones nocturnas. Eran convulsiones de gran mal y, a veces, su rostro se ponía azul por no poder respirar. Tenía convulsiones en el cuerpo y secreciones en la boca. Solamente ocurrían durante la noche mientras ella dormía, sin embargo, ella quería vivir una vida normal.

Nikalette era una verdadera princesa guerrera que luchó contra su epilepsia, haciendo mucho por otras personas necesitadas. Tengo muchos remordimientos. He pensado que, si tal vez hubiéramos orado más, junto con Nikalette, Dios la hubiera sanado de la epilepsia. La extraño mucho todos *los días. Nosotras íbamos a tomar un café y a las tiendas a comprar útiles para los proyectos escolares. Extraño escucharla cuando me pedía que le comprara ropa y zapatos.*

Pienso que tal vez porque no tuvo a su padre en su vida y tuvo epilepsia, desarrolló su fuerte fe en Dios y maduró rápidamente. Nikalette era muy amable y compasiva, siempre tratando de ayudar a sus compañeros de clase que se sentían solos o tenían problemas en la escuela. Ayudó a muchos estudiantes a resolver sus problemas. Nikalette se volvió inmensamente popular entre todos sus compañeros de clase en la Escuela Secundaria Aurora West. Ella tenía amigos de diferentes razas, géneros y religiones. Era muy bien aceptada y respetada en cualquier grupo con el que interactuaba. Su personalidad encantadora, mi bebé era muy especial.

Digo que era una mini yo, pero ella es más perfecta que yo. Era una niña muy espiritual. Ella hizo todo con pasión y una buena actitud. Le di libertad y confianza a Nikalette para ir a los eventos de la escuela y a fiestas con amigos. En los deportes, ella era animadora y practicó todos los deportes durante más de 12 años. Jugaba al fútbol y al voleibol. Era muy responsable en todo así que tenía mucho éxito. La admiraba tanto.

Era la alegría de la familia. Con mucha energía y una buena actitud, era una chica extraordinaria.

Una adolescente llena de talentos y con mucha inteligencia. Todas las personas que la llegaron a conocer la amaban inmediatamente.

Nikalette tenía muchos amigos, una gran familia y un gran corazón. Amaba a todos, era feliz y estaba ocupada con muchas actividades. Era muy disciplinada con cualquier tarea que emprendía. Nunca le permití salir con ningún chico porque quería que se concentrara en sus estudios. Siempre le dije que los chicos eran una distracción. Le decía, "Concéntrate en la escuela. Un día, cuando vayas a la universidad, tendrás un novio. Para ese entonces, serás más madura. Sin embargo, Nikalette tuvo novio en la escuela durante dos meses antes de morir. Él es de una familia excepcionalmente buena. También es extremadamente popular, y un deportista destacado como ella.

El día que se fue con el Señor Nuestro Padre Celestial, ella tuvo un día muy estresante. Se enteró que no fue aceptada para jugar con el equipo de fútbol en un nivel alto, lo cual le dolió profundamente. Además, su amiga le dijo que su novio había sido visto con otra chica. Ella tenía el corazón roto por esto, pero no se lo mencionó a ninguno de nosotros de la familia. Ella también estaba pasando por mucho estrés en la escuela. Tenía que hacer una presentación y tomar dos exámenes un mismo día. Su tío favorito José Pucho, el hermano menor de su padre, tuvo un accidente y ella también estaba preocupada por él. Con todo este estrés, el cerebro de Nikalette no pudo manejarlo y desencadenó la convulsión fatal epiléptica que le quitó la vida.

Lamento no haber estado en casa esa noche. Fui a trabajar, así que no pude estar allí cuando ella estaba teniendo la convulsión del gran mal y se estaba muriendo. Su corazón estaba roto y el cerebro estresado. Yo siento que el estrés fue la causa de su muerte.

Sé que la volveré a ver y que al menos ahora está libre de convulsiones. Nikalette oraba todos los días, pidiéndole a Dios que detuviera las convulsiones del gran mal. Creo que Dios la escuchó. Dios se la llevó a su reino para la vida eterna para que ya no sufriera de epilepsia. Hoy mi vida está vacía sin ella, pero siento su presencia. Sé que es nuestro ángel, y vela por mí y por sus hermanos. Ella siempre me da señas para avisarme que está aquí conmigo. Dios sabía que necesitábamos un ángel especial en el cielo con Jesucristo, los santos y los ángeles celestiales para pasar el resto de nuestros días. Sé que algunas personas no creen en un ser superior y la gracia de Dios, pero puedo sentirlo porque confío en el Señor Jesucristo.

El día antes de que Nikalette falleciera, ella había trabajado en un proyecto escolar especial en la escuela. Decidió pintar un corazón en una camisa a pesar de que todos sus compañeros de clase pintaron algo diferente. Sé que esa camiseta era para mí, su familia y amigos. Ella quería ser perfecta en todo lo que se proponía. Para su proyecto escolar, pintó un hermoso corazón, bien hecho. Fue pintado con amor y para despedirse. A través de este corazón, Nikalette les dijo a sus compañeros, ¨Mi amor siempre estará con todos ustedes¨.

Después de la muerte de Nikalette, su profesora de química, la Sra. Smith, me trajo a mi casa la camiseta con el corazón. La camisa es tan bonita. Veo el corazón que me queda de ella y aunque ella no está físicamente aquí está con nosotros, su espíritu sí lo está. El corazón en la camisa es la razón por la que compramos su lápida con esa forma de corazón. Agregamos a la Virgen de Guadalupe a su lápida porque Nikalette y su padre Ramón eran devotos de la Virgen, igual que el resto de nuestra familia. Nikalette estuvo muy apegada a la Virgen Guadalupana desde que la visitó en la Ciudad de México.

Nikalette es ahora nuestro ángel y siempre será una hija increíblemente encantadora. Doy gracias a Dios por todo lo que hago. Tengo una gran fe en Dios. No estaría aquí sin mi fe y sin Dios. No quiero existir sin fe. Quiero que todos los lectores de este libro sepan que tener fe es inmensamente poderoso. Dios nos llevará a Su casa un día porque todos nosotros eventualmente moriremos, pero necesitamos ser buenos y confesarnos en Jesucristo como nuestro salvador para que podamos ir al cielo con él. Dios nos llamará cuando nos necesite en su reino. El necesitaba a Nikalette allí y por eso se la llevó en paz. Debemos prepararnos para nuestro último hogar en el cielo porque llegará el día.

Conocí a un hombre maravilloso un par de meses antes de la muerte de Nikalette. Ha sido un gran apoyo para mí y mi familia durante todo este tiempo. Creo que Nikalette sabía que pronto iría con su padre y quería asegurarse de que estaría bien. Es por eso que después de 12 años de criar a mis cuatro hijos solamente con el gran apoyo de mis padres, él llegó a mi vida en mi momento de mayor necesidad y dolor.

El legado de Nikalette será para siempre. Ella tocó tantas vidas y tantos amigos y compañeros de clase, la mayoría de ellos todavía están de duelo con nosotros. Vienen a visitarnos a menudo para llorar o para hablar de todos sus recuerdos con mi hija. Algunos de sus compañeros de clase y amigos, al igual que yo, tenemos su nombre tatuado. El nombre de Nikalette está en mi muñeca. Sé que ella ama a todos los familiares y amigos que la recuerdan cuando ven su nombre tatuado. Una de *sus mejores amigas acaba de tener una hermanita y su madre la nombró Nikalette.*

Mi hijo mayor ahora es padre y quería tener una niña para poder llamarla como Nikalette también. En cambio, tuvo un niño y lo llamó Milton. Debía haber nacido alrededor del cumpleaños de Nikalette, pero llegó temprano. Nació el 16 de febrero de 2020. Es saludable, hermoso, y tiene unos padres amorosos.

Nuestra familia, nuestros amigos y nuestros compañeros de clase, nos visitaban a menudo para cenar, rezar o simplemente para hablar sobre los recuerdos con Nikalette. Es increíblemente triste ver que a varios amigos no les va bien en la escuela o en la vida personal. Todos estamos de duelo juntos como familia y comunidad. Este libro que mi madre está preparando para Nikalette será un recuerdo de ella para quienes la conocieron bien. Nikalette quiere que los lectores sepan que mientras tengan a Dios en su vida y lo ponga por encima de todas las cosas, todas sus preocupaciones se resolverán algún día.

Nikalette tenía citas bíblicas favoritas. Una de ellas es de Mateo 19;26 "para Dios todo es posible. Los planes nunca sucedieron, los años dorados que nunca supimos. Enterramos sueños, pero en el cielo estos sueños se harán realidad. Dios ha prometido una vida eterna a quienes el cielo debe recibir hasta los tiempos de la restauración universal de la cual habló Dios por boca de sus santos profetas desde la antigüedad" Otra de sus citas favoritas es Hechos 3:21 "Con fe en Dios todas las cosas son posibles incluyendo la relación".

Finalmente, la muerte parece llevarse tanto. Enterramos no solamente un cuerpo sino muchas cosas más. Enterramos los grados de la escuela, las promesas y los sueños, pero en el cielo esos sueños se harán realidad. "Dejad que la promesa del reverendo os cambie, de atentos a esperanzados, de habitantes de la tierra al adiós, al cielo al hola. Dios ha prometido una restauración de todos".

Sé que un día volveré a ver a mi niña. Mi corazón se llenará una vez más de felicidad y alegría. Hasta entonces, continuaré mi viaje en esta tierra para dar testimonio sobre la vida de Nikalette- la princesa guerrera y su lucha contra la epilepsia, y su profunda fe en Dios.

Mi hija Nikalette tocó a tantas personas de una buena manera en su corta vida. Logró mucho éxito con la gracia de Cristo a pesar de que sufrió mucho con las convulsiones nocturnas de gran mal. Ahora ella es nuestra guardiana en el cielo, un ángel puro y hermoso.

Sandy Simental Batten

CAPÍTULO 17

Celebración Especial para Nikalette;

Un Año Después de su Partida al *Paraíso con Dios.*

Un año después de su partida al cielo, tuvimos un servicio conmemorativo para Nikalette. Fue realizado en su tumba el 10 de mayo de 2019. Llevamos rosas rosadas y rojas, escuchamos música cristiana, y compartimos lecturas bíblicas con reflexiones, poemas, oraciones. Sus compañeros de clase hablaron con gratitud sobre sus recuerdos de Nikalette.

Todos los que visitamos el cementerio iniciamos con oraciones y las lecturas de la biblia el leader de la parte religiosa es (Monseñor) Padre Roberto Willhite y Luis Patiño un diacono de Santa Rita de Cascia iglesia de Aurora ellos leyeron las citas de la Biblia y dieron la reflexión

Ese día, el Monseñor Robert Willhite y el diácono Luis Patiño compartieron lecturas de la Sagrada Biblia y reflexiones. Una de ellas fue la siguiente:

Juan 14:1-6 "No dejen que se angustien. Tienes fe en Dios; Ten fe también en mí. En la casa de mi Padre hay moradas. Si no lo hubiera, ¿os habría dicho que os voy a preparar un lugar? Y si me fuere y os preparare lugar, volveré otra vez, y os tomaré conmigo, para que donde yo estoy, vosotros también estéis´. Adónde voy tú sabes el camino Tomás le dijo: ´Maestro, no sabemos a dónde vas: ¿cómo vamos a saber el camino? Jesús le dijo: Yo soy el camino, la verdad y la vida. Nadie viene al padre sino a través de mí".

La reflexión de esas lecturas fue útil para mí y para los presentes. Fue importante entender que tener fe en nuestro Señor Jesucristo es aceptar la partida de nuestros seres amados. Por doloroso que sea lo separación que haya ocurrido, hay que aceptar que nuestro Señor Dios todo poderoso tiene el control de nuestras vidas.

La participación fue asombrosa, más de 150 personas asistieron a esta ceremonia. Sentimos la presencia del espíritu de Nikalette y del Espíritu Santo de Cristo. La música cristiana en su tumba nos conmovió tanto que no podíamos dejar de llorar al recordar a nuestra princesa guerrera Nikalette. Esta ceremonia fue de gran ayuda para los dolientes. Todos lloramos y oramos juntos. Sus compañeros de clase y amigos compartieron muchos recuerdos e historias con Nikalette.

Esta ceremonia religiosa duró cuarenta y cinco minutos en el cementerio. Varios compañeros de clase hablaron sobre la actitud positiva de Nikalette, su sonrisa y su amor por los demás. Comentaron cómo ella ayudaba a cualquier persona. Era un día frío y nublado, con una temperatura de 60 grados. De repente, el sol salió de las nubes y sentimos el poder del Espíritu Santo. También sentimos la presencia de Nikalette. Uno de sus amigos tomó una foto que muestra una cruz reflejándose sobre la tumba de Nikalette. Las fotos siguientes fueron tomadas por una amiga de mi nieta al momento que todos estamos orando.

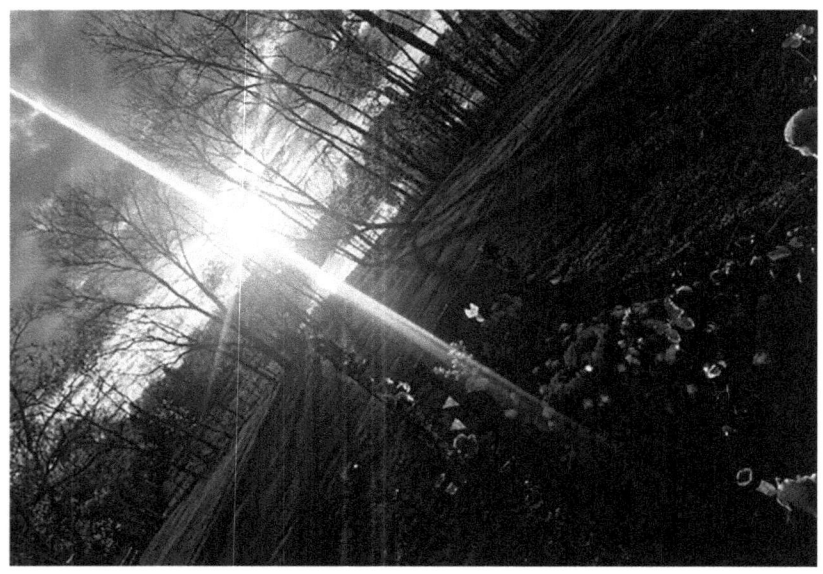

Todos los que asistieron a esta ceremonia se sorprendieron al ver la cruz iluminando la tumba de Nikalette de repente después de que el día era nublado y frio. 60 grados Fahrenheit. Primero exclamaron hicieron un fuerte ruido de sorpresa y luego se callaron. Se sintió una tranquilidad enorme. Fue una experiencia muy conmovedora y hermosa. La mayoría de nosotros teníamos lágrimas en los ojos, llorando por nuestra princesa. Sentí que Nikalette nos había sido arrebatada tan temprano en su vida ya que solamente tenía diecisiete años.

La celebración de la vida de Nikalette continuó en un salón de nuestra colonia Prestbury in Sugar, Grove. Era su primer aniversario de estar en la vida eterna con Dios. La líder de este servicio fue Sandy, la madre de Nikalette. Ella diligentemente preparó y organizó todos los pasos para esta celebración. Lily, mi hija mayor, Y tía Madrina de mi nieta decoró el salón con fotos de Nikalette y sus reconocimientos. También decoró con flores naturales de color rosa, morado y azul. Todos los que asistieron a esta ceremonia se conmovieron al ver tantas muestras de cariño para mi nieta. Todos teníamos lágrimas en los ojos al escuchar los poemas, anécdotas, y las reflexiones de sus compañeros de escuela ¡Qué bendecidos fuimos de tener a Nikalette en nuestras vidas!

El libro anual de los estudiantes de la escuela preparatoria Aurora West High School del 2019 tiene una foto hermosa de Nikalette. Esta foto permitirá que los estudiantes recuerden a mi nieta para siempre. Tuvimos a Nikalette en nuestras vidas por tan poco tiempo, pero la tendremos en nuestros corazones para siempre.

Hicimos muchos viajes juntas, a Canadá, México, Puerto Rico, Texas, y disfrutamos bailando. Nos gustaba bailar toda clase de música, incluyendo las cumbias, merengue, y polkas. A Nikalette también le encantaba cantar ya que ella estaba llena de alegría. Visitamos museos, zoológicos, restaurantes y playas. También visitamos iglesias y rezamos el rosario juntas. Ella siempre le decía a Papá Dios, ¨quítame esta enfermedad de epilepsia para poder llegar a ser una doctora y curar a personas como yo con epilepsia y también poder llevar tu palabra a todos, especialmente que reciban la gracia de Dios que yo he recibido¨.

Tuvimos momentos de mucha alegría, como cuando salíamos de compras de ropa en Chicago. Una de sus tiendas favoritas para comprar vestidos era ´Peaches Store´. la tienda de duraznos de vestidos de noche. También íbamos al gimnasio y hacíamos actividades para la iglesia. Gozamos mucho al lado de mi nieta. Le dimos mucho amor, y siempre estuvimos guiándola para que se formara con valores religiosos y familiares.

Lucas 24:46-47 "Y les dijo: Así está escrito que el Mesías sufriría y resucitaría de entre los muertos al tercer día y que se predicaría en su nombre el arrepentimiento para el perdón de los pecados en todas las naciones, comenzando desde Jerusalén".

CAPÍTULO 18

La Fe De Una Enfermera

Espero que la vida de Nikalette motive a los que lean este libro a desarrollar una relación cercana con nuestro creador y a participar en eventos comunitarios. Ya sea que creas en Dios o sólo lo conozcas de lejos, la vida de mi nieta puede inspirarte. Nuestro Señor tiene amor incondicional para todos nosotros. No importa dónde hayas estado o lo que estés enfrentando ahora. Pon tus dificultades en manos de Dios. Cualquier problema que te agobia, enfermedades que afectan tu cuerpo o la mente, el desempleo, el divorcio, la soledad, la pérdida de un ser querido, problemas familiares, drogas, Covid-19, problemas económicos, etc., por favor, con el corazón en mis manos, le pido al lector que ponga todo en las manos de nuestro Señor, nuestro Dios creador del universo. Con fe y oración, todo lo que te agobia se resolverá. Dios te dará la sabiduría, la paz y la tranquilidad para resolver todo lo que te afecta en este momento. Él cambiará las cosas para bien. Él ha ayudado a nuestra familia enormemente y vemos que está ayudando a todos en comunidad.

Dios quiere que le des todo a Él. Descarga tus problemas y enfermedades en Él y verás cómo te ayudará. A mí me ha ayudado a pasar por cualquier momento difícil. Ha estado conmigo en situaciones estresantes con mi familia o pacientes en el pasado. En las manos de Dios, podemos sobrevivir a cualquier cosa. Él te ayudará. Sólo tienes que abrirte al Señor para recibir su gracia. Él tiene un amor incondicional para todos nosotros. También te invito a desarrollar o fortalecer tu relación con Dios. Debemos creer y confiar en Él porque Dios sí existe. Él escucha nuestras oraciones y peticiones, y trae alivio para el dolor. No lo vemos, pero podemos sentir su presencia, como la sintió Nikalette.

Marcos 11:24 "Por eso os digo, todo lo que pidiereis en oración, creed que lo recibiréis y os será tuya."

La reflexión es una forma sencilla de orar a Dios. Al reflexionar, recibirás mucha paz contigo mismo. No importa quién seas o dónde hayas estado, todos necesitamos creer en nuestro Creador. No sabemos cuándo Dios nos llamará a casa, así que hay que estar preparados para irnos con Él en cualquier momento.

Hemos nacido para morir. Todos vamos a morir algún día. No sabemos cuándo, pero sabemos que nadie va a vivir aquí para siempre. Nuestros recuerdos, la trayectoria de vida y los aportes a esta vida permanecerán con nuestras familias y amigos. La pregunta es, ¿cómo queremos ser recordados? Debemos aspirar a ser una persona positiva, espiritual, proactiva y dulce como lo fue Nikalette.

Estamos a cargo de nuestras vidas en la forma en que decidimos vivir. Tomando buenas o malas decisiones, tendremos que enfrentarnos a las consecuencias. Recuerda siempre: Dios es nuestro Creador y nos ama a todos. Él quiere todo lo mejor para todos. No importa dónde te encuentres en este momento con la espiritualidad, la religión o las creencias en la vida. Te aseguro que Dios te ama.

Lo que importa es nuestra relación con Dios. Una persona creyente tendrá más paz en la vida y en la muerte. Es mejor tener una religión y un buen sistema de apoyo. Este sistema puede incluir la familia, la iglesia o la comunidad. Es importante pertenecer a una comunidad eclesiástica ya que encontrarás buenos amigos que te pueden ayudar en momentos buenos y no muy buenos.

Yo lo experimenté con la repentina pérdida de Nikalette. Sé que a veces no tenemos tiempo para aprender lo importante sobre religión, educación, participación comunitaria y ética de trabajo. Tal vez no tenemos oportunidades para sobresalir por diferentes razones, pero aun así podemos lograr muchas cosas en la vida. Sólo necesitamos conectarnos con nuestro Señor para tener una vida pacífica, feliz y exitosa. Con el arrepentimiento podemos ir al cielo, trascender a la otra vida que es de todos.

Nuestro cuerpo será enterrado en el cementerio o será incinerado. La muerte puede ocurrir en cualquier momento, pero todos la superaremos con fe en Dios. No queremos irnos, ni tampoco queremos que nuestros seres queridos mueran, pero la muerte es parte de la vida. Ahora tenemos tiempos muy inciertos en todo el mundo. Esta pandemia nos está afectando en todos los aspectos; físico, mental, social, y económico. Este tiempo que estamos viviendo es peligroso. Puede haber otros virus también, cambios climáticos y guerras. ¿Quién sabe qué nos depara el futuro? Jesús vino a liberarnos de cualquier cosa. Por favor confíen en Él.

Dios tiene el control. No nos gusta hablar sobre la muerte. Es incómodo planear el final de nuestra vida, pero podemos prepararnos para la vida eterna aceptando al Señor en nuestro corazón. No importa lo que seas, llámalo. Lo importante es que tengas fe en Él. Con fe, obtendrás la gracia divina que sólo viene Dios.

Hacerse rico o tener poder, no nos hace felices, solo cuando podamos compartir ayudando a otros a desarrollarse como como lideres, mentores, maestros, médicos, enfermeras, gerentes y muchas otros profesiones y entrenamiento técnico y laboral. Todos tenemos diferentes habilidades y muchos talentos que Dios nos regaló para desarrollarlos y ayudar al prójimo para diferentes trabajos desde ser una persona cuidando niños, ancianos, enfermos, cocinando cosiendo ,albañiles, carpinteros, agricultores trabajando en la limpieza y deportes no podría terminar de mencionar todas los trabajos que nos han enriquecido con sabiduría y nos hemos levantado hasta ser un supervisor y hacer un persona digno y recta , hemos sido bendecidos tenemos que bendecir a otros el que tiene mucho se le dará más, desde talentos hasta riqueza y el que no tiene y no a trabajado los dones que dios le ha dado se le quitara lo poco que tenga eso dice el Señor Jesús. Podemos tenerlo todo y sentirnos vacíos. Al acercarnos a Dios, somos felices y capaces de resolver conflictos y problemas con más sabiduría y diplomacia. Tan profunda como sea tu fe, recibirás la gracia de Dios como lo hizo con mi nieta. Dios es bueno con todos los que confiamos en Él.

No quiero vivir mi vida vacía sin confiar en Dios. No sería capaz de sobrevivir un solo día sin una fe fuerte y definida. No seré feliz sin mi fe en Jesucristo Esa es mi creencia personal y confío en Jesucristo y en nuestra virgen. Recuerdo una vez que trabajé en un viaje de misión médica a otro país. Estaba muy cansada ya que estaba trabajando largas horas en el hospital. Al día siguiente estaba viajando fuera de los Estados Unidos para atender a pacientes pobres y enfermos. El equipo médico oraba cada mañana antes de que empezáramos a trabajar en las clínicas y el hospital. También orábamos por la tarde cuando nuestro día había terminado. Nuestro equipo médico ayudaba a los demás sin conflictos ni problemas mayores. Si había algún problema, lo resolvíamos rápida y satisfactoriamente.

Yo oraba para poder funcionar bien como enfermera. Estaba extremadamente cansada y agotada físicamente, trabajando tantos turnos de enfermera. Dios me ayudó porque realicé bien mi trabajo. Tenía mucha energía para cuidar a los pacientes, e hice mi trabajo excelentemente como enfermera clínica. Además, tuve la oportunidad de trabajar con mucha gente de diferentes estados y países, principalmente médicos y enfermeras misioneros.

El grupo más grande fue de personas de los Estados Unidos, médicos, enfermeras, algunos dentistas y trabajadores de construcción, en esta misión se atendió a más de 1000 pacientes en 10 días. Hicimos lo máximo por ayudar a todos los necesitados y enfermos. Trabajando en equipo, realizamos procedimientos quirúrgicos y ofrecimos servicios en clínicas ambulatorias, ofrecimos clases para mejorar la salud a médicos y enfermeras de otros países. El resultado fue bueno. Fue un equipo muy espiritual y tuve una experiencia fascinante.

Cuando regresé a casa, estaba sumamente feliz. Estaba llena de satisfacción, paz y energía. Tenía un hermoso sentimiento al saber que cumplimos nuestra misión médica. Así trabaja nuestro Señor Jesús con nosotros. Yo fui un instrumento de ayuda para los enfermos y pobres. Dios cuidó de mi familia en casa, mientras yo trabajaba como enfermera en un viaje misionero a otro país como servidora voluntaria. Quisiera describir la satisfacción tan profunda que siento al haber servido a otros. Es como si Dios me llevara de su mano, es un sentimiento muy bonito e imaginable.

Te invito a participar en tu comunidad serás más feliz y tendrás más. éxito en todo

La mayoría de los hospitales y clínicas en los que trabajé ofrecían atención integral de enfermería. Incluía atención espiritual, física, emocional. social y recreacional para regresar a la casa al paciente. Sí el paciente no tenía apoyo familiar se ofrecían otras alternativas de asistencia asilos de ancianos, centros de Rehabilitación, grupos de apoyo con trabajadora social. Estos lugares tenían servicio las 24 horas del día, lo cual es importante para mantener nuestra salud. Una biblia estaba en la habitación de cada paciente. Además, tenían atención pastoral y una capilla con misa u otros servicios religiosos para los pacientes y familiares. Quedaban satisfechos con la atención que les brindamos a todos los pacientes. Es triste que ahora ya no se permita tener una biblia en los cuartos de los pacientes por precauciones de contagio.

Sin embargo, yo respeto cualquier religión u otras creencias. Cualquier persona que ya tenga una fe profunda debe continuar orando por un mundo saludable. Todos nos necesitamos, unos a otros no importan la clase social. Educación, nacionalidad, genero, y religión todos somos hijos de Dios él nos ama a todos. Especialmente ahora con esta pandemia de COVID 19. Lo bueno es que ya tenemos vacunas, aunque algunas todavía están en investigación para ver su eficacia. Puede ser preocupante nuestro futuro. ¿Vamos a tener otros virus u otros problemas globales? El calentamiento de la tierra. Dios, por favor ayúdanos. Nosotros necesitamos acercarnos a Dios por nuestra salud. Como dijo Nikalette, "Ahora, antes de que se acabe nuestra oportunidad, necesitamos tener fe".

Dios nos llamará a casa como llamó a mi nieta, pero podemos prepararnos para la vida eterna. Debemos aceptar al Señor en nuestros corazones y practicar nuestra fe. Tenemos que unirnos a una iglesia, sin importar si vivimos en un pueblo rural o pequeño. Si no puedes ir a una iglesia, puedes acercarte a Dios al leer la biblia o libros religiosos. Debes tener una rutina para orar, ya sea rezar el rosario o hablar con Dios diariamente. Él te guiará en la dirección correcta. Ahora con la tecnología es más fácil. A veces yo uso la internet, YouTube y Facebook cuando la iglesia estuvo cerrada. Durante la pandemia, dependí de la tecnología por más de tres a cuatro meses, de marzo a julio de 2020, debido a que no teníamos servicios en nuestra iglesia. También puedes aprender sobre la religión y mejorar tu fe usando la tecnología. Estoy seguro de que tendrás más paz y serías más feliz si lo haces.

Durante mi carrera como enfermera, trabajé para diferentes hospitales, hogares de ancianos y atención médica domiciliaria. También estuve dando clases de enfermería a estudiantes. Investigué maneras para mejorar la atención al paciente y presenté temas de salud a nivel nacional e internacional. Amo mi profesión de enfermera. Siempre incluí el cuidado espiritual porque todos necesitamos el cuidado holístico como parte del cuidado del paciente. Significa sanar la mente, el cuerpo y el alma del individuo. El integrar los principios y las modalidades de la sanación holística en la vida diaria y la práctica clínica incluye: el autocuidado, la autorresponsabilidad, la espiritualidad y la reflexión en sus vidas. Todo esto involucra el cuidado físico, emocional, social, recreativo y espiritual.

Ayudé a muchos pacientes que tenían enfermedades terminales, que morían de cáncer u otras enfermedades agudas. Estaban muriendo, a veces sin familia a su alrededor. Estaban muy solos. Muchos de ellos tenían miedo, estaban muy enfermos, con dolores agudos, con un alto nivel de ansiedad a veces, deprimidos por haber estado enfermos durante mucho tiempo y a veces hospitalizados cerca de dos años. Algunos de ellos no tenían adónde ir después de ser dados de alta. Algunos no tenían a nadie que los ayudara en casa. La diferencia era que aquellos pacientes que, si tenían una fe fuerte y profunda en Dios, todos ellos morían en paz, o se recuperaban sin complicaciones. Estaban en comunidad con su iglesia y con

Dios, como mi Nikalette murió mientras dormía con una convulsión de epilepsia.

Otros pacientes se recuperaron sin complicaciones, incluso sin familia y comunidad, gracias a su fe profunda en nuestro Creador. Atendí a pacientes que no tenían un sistema de apoyo ni fe en Dios. Sufrieron mucho mientras estuvieron hospitalizados o cuando se estaban muriendo. Nadie estaba con ellos en ese momento, sólo el personal del hospital. Hoy tenemos casos similares debido a esta pandemia. Mi hija Sandy está trabajando con los pacientes de COVID 19. Rezo diariamente por todos los proveedores de atención médica, y comunitaria uno de mis nietos es un policía en Chicago hay veces que son los primeros en responder a cualquier emergencia y todas las personas que trabajan con ellos, los cuidadores de los pacientes. No se permiten visitas en el hospital para estos pacientes cuando están aislados por infecciones contagiosas. Anteriormente, la mayor parte del tiempo llamábamos al capellán del hospital, los pastores, los sacerdotes o los voluntarios que dan la comunión y servicios espirituales para estos pacientes que están muriendo. Los servicios religiosos les ayudan a morir en paz cuando están con Dios.

Nosotros, el personal de salud del personal del hospital, los asistimos brindándoles atención, apoyo emocional, físico y espiritual a esos pacientes. Muchas veces el personal de enfermería es la primera línea de trabajadores con los pacientes. Servimos no sólo como enfermeros sino también como pastores para orar por los pacientes. Todo el personal es muy importante, desde el servicio de limpieza, nutricionistas, médicos, enfermeras, a terapeutas respiratorios. Todos los empleados del hospital y las clínicas merecen mucho respeto por el magnífico trabajo que están haciendo. Más aún, están arriesgando sus propias vidas ya que existe la posibilidad de que ellos también se enfermen.

Recé con mis pacientes cuando solicitaron atención espiritual y pidieron oraciones. Varios pacientes me dijeron que se arrepintieron de no haber conocido al Señor nuestro Dios hasta que estuvieron cerca de la muerte. Otros pacientes me dijeron que estaban extremadamente solos. Unos pacientes me dijeron que tuvieron la oportunidad de formar una familia con cónyuge e hijos, pero se negaron. Compartieron conmigo que anteriormente no querían ninguna responsabilidad adicional en sus vidas. Tristemente, estaban muy solos y enfermos. Me dijeron que en esos momentos lamentaban su elección. Eran ricos con cosas materiales, pero eso no los hizo felices. Estaban muy solos hasta que encontraron a Dios en el hospital, cuando estaban muy enfermos y se acercaba su muerte.

A veces experimentamos un vacío en nosotros por diferentes motivos y nos convertimos en personas vanidosas, egoístas y materialistas. Recurrimos a la cirugía plástica para mantenernos más jóvenes. Las cosas materiales van y vienen. La juventud y la buena apariencia son cosas temporales. Nada nos hará felices sin nuestra vida espiritual conectada con nuestro creador, nuestro Señor Jesucristo. Él es el único que puede hacernos felices ya que nos brinda a todos los talentos y su gracia. Dios puede ayudarnos a resolver conflictos y problemas de manera pacífica y con sabiduría sin buscar drogas o amistades toxicas. Nuestra fe nos permite ver lo que no se ve; como el paraíso o la vida eterna con nuestro Señor y los seres amados que ya partieron de esta vida temporal.

No importa si prefieras llamarlo Dios, Nuestro Creador o Allah. Lo importante es que tengamos una fe para sustentarnos durante cualquier crisis. Aprovecho esta oportunidad para invitar a todos los que están leyendo este libro a practicar su fe uniéndose a la iglesia, las actividades religiosas y la comunidad. Nuestro cuerpo necesita el cuidado holístico y los amigos espirituales sirven de apoyo para lidiar con las tragedias en nuestras vidas.

Para cerrar este capítulo, todos debemos estar preparados para encontrarnos con Dios. Confía en Dios para poder estar en paz contigo mismo y vivir gozoso y sano. Para las enfermeras de todo el mundo, les sugiero una oración de enfermera que hago a diario mientras cuido de mis pacientes. La oración dice, "El Señor esté conmigo. Oh, Señor te ruego. Haz que en el paciente te vea en mis acciones y yo en el paciente te vea a ti como si fueras tu

Señor, que mis palabras y mis acciones sean amables, y compasivas significan mucho para nuestros pacientes, y en mis manos, Señor, pon tu toque sanador. Deja que tu sanación toque a otros. Deja Señor que tu amor brille a través de todo lo que hago. Para que los necesitados puedan oír y sentir tu presencia en Jesucristo. Amén¨.

Finalmente, quiero mencionar que agregué este capítulo sobre mi propia experiencia en la profesión de enfermería sabiendo que este libro es la biografía de Nikalette. Sólo quiero agregar mis sinceras creencias en nuestro Señor JESUCRISTO y la virgen María Guadalupana También, Nikalette, en su última Navidad me escribió una hermosa nota para hacerme saber que quería seguir mis pasos porque yo era su modelo para seguir en todos los aspectos.

Agradecimientos

Agradezco a la Dra. Shirley Ambutas, APN, DNP, CCRN-K, CCNS, del Centro Médico de la Universidad Rush en Chicago, IL. También agradezco al Dr. Roger Rangel MD., Hospital Universitario Mie, Japón, director de la Clínica Quirúrgica/Diagnóstica Torreón, Coah MX. Agradezco a Claire Pérez, experta en escritura bíblica de MRE y líder del RITO de iniciación cristiana de adultos. Gracias por su colaboración y ayuda para organizar este libro.

Quisiera aprovechar esta oportunidad para agradecer especialmente al alcalde Sr. Rafael Surillo, de Yabucoa, Puerto Rico. El proporcionó información de Yabucoa a mi nieta Nikalette en mayo de 2017, a pesar de que tenía un día ocupado y no teníamos una cita con él. El alcalde, al igual que muchos otros en Yabucoa, fue de gran ayuda al compartir literatura sobre la historia del pueblo. También, gracias al departamento de policía de Yabucoa, Puerto Rico. Un agradecimiento especial al oficial de policía, el Sr. Pablo Prico Ortiz, quien nos brindó un recorrido por la ciudad y sus alrededores. Gracias a las atenciones de ustedes, Nikalette pudo escribir su trabajo de investigación agregando su propia experiencia en Yabucoa, Puerto Rico.

También quiero agradecer a los líderes y directores del Consejo Cultural Puertorriqueño de Aurora. Muchas gracias a la Srta. Iris Miller, la Sra. Mirna Rivera y los miembros de su comité.

No hay suficientes palabras para expresar nuestro sincero agradecimiento a todos los miembros de la familia, amigos, estudiantes, maestros y la comunidad de Aurora, Illinois. Gracias a todos por la abrumadora simpatía, el amor y el apoyo durante esos momentos difíciles para todos nosotros. Hasta el día de hoy, Nikalette tiene flores frescas y globos en el cementerio gracias a sus compañeros de clase, amigos y familiares aún la visitan.

Agradezco al alcalde de la Ciudad de Aurora, Illinois, el Sr. Richard C. Irwin por su participación y colaboración para preservar y mantener la Cultura Hispana, Latinoamericana en Aurora, Illinois.

Agradezco al Distrito escolar 129 del lado oeste de Aurora. Quiero agradecer a todos los maestros, administradores, entrenadores, y todo el personal por su dedicación a todos sus estudiantes. En especial, agradezco a todos los maestros que le brindaron una excelente educación a mi nieta para formar una estudiante sobresaliente. Estoy extremadamente agradecida con la Sra. Sheila McQuade, la Srta. Smith, y todos los maestros y el personal de Aurora West High School. Gracias por el servicio conmemorativo en honor a Nikalette Simental-Rivera y su dedicación a todos sus estudiantes.

Agradezco a la Iglesia Santa Rita de Cascia en Aurora, IL. Gracias al Padre Oscar Cortés, al Padre Gerardo Manuel Gómez, al Rev. Monseñor Robert Willhite, a los diáconos, al personal y a los Pastores. También agradezco a los amigos del Templo del calvario (Calvary Temple) en Naperville, IL. Toda nuestra comunidad les agradece por todo el apoyo espiritual y la educación religiosa brindada a Nikalette y nuestra familia y comunidad.

Agradezco a mis padres, José y Guadalupe Rangel, por brindarme los increíbles valores de la familia unida, la religión católica cristiana, la importancia de la educación y el trabajo comunitario. A mis hermanos, hermanas en sangre y hermanos en Cristo y a todos los miembros de mi familia extendida, amigos, compañeros de trabajo y maestros que me sirvieron como modelos a seguir y mentores. Ustedes me han demostrado lo que es el amor fraterno y me han motivado a alcanzar mis metas profesionales y mantener la unidad en mi familia poniendo a Dios en primer lugar en nuestras vidas. A la familia Simental, gracias por el apoyo espiritual y la sabiduría que nos han brindado siempre.

A mi esposo Juan, hijos adultos y sus familias, gracias por animarme a terminar dos libros en inglés y español para Honra de Nikalette y poder ayudar a otros por medio de esta biografía, de la vida real.. Estoy agradecida con Dios porque creo firmemente que me trajo al mejor país del mundo para tener una vida mejor. Le agradezco a Dios el haberme permitido viajar por partes del mundo como enfermera misionera y de vacaciones. Además, me brindó la oportunidad de escribir este libro que tardó tres años, con pausas, en completarse en dos idiomas.

Nuestro más sincero agradecimiento al lector. Gracias por su tiempo y por leer esta historia de la vida real. Nosotros, la familia y los amigos de Nikalette, apreciamos los hermosos recuerdos vividos con nuestra princesa guerrera y deseamos compartirlos con el resto del mundo. Gracias a todos los amigos, compañeros de clase y familiares de los estudiantes que asistieron a la procesión el 1 de noviembre del 2018. Caminando desde mi casa hasta el cementerio en Sugar, Grove, IL. Y los que nos acompañan cada 10 de mayo a recordar a Nikalette.

Con agradecimiento a todos los que asistieron a las reuniones para recordar a Nikalette en mayo 10 del 2019 y el 10 de mayo del 2020. También agradezco a los estudiantes, familiares y amigos que vinieron a nuestra casa y visitaron la tumba de Nikalette. Todos estuvimos de duelo juntos como una comunidad unida. Gracias a esta unidad que tenemos, empezamos a sentir menos dolor con el paso del tiempo mientras nos preparamos para la vida eterna donde estaremos con Nikalette. Las familias Simental y Rivera agradecen su amabilidad, apoyo y comprensión durante este período de dolor causado por la repentina muerte de nuestra guerrera princesa Nikalette Simental-Rivera, Señorita Yabucoa Puertorriqueña 2017-2018. Nikalette la cual fue una chica verdaderamente extraordinaria con una fe profunda en nuestro Padre Celestial y Jesucristo. Todas las actividades en honor a mi nieta nos han ayudado a sanar emocionalmente esperamos que su vida motive a otros a acercarse a Dios.

Epílogo

Nikalette estará por siempre en mi corazón. Al escribir este libro, finalmente estoy aceptando el plan de Dios sabiendo que un día todos podremos volver a verla. La veremos cuando nuestro Señor Jesucristo nos llame a Su presencia. Me llena de alegría saber que voy a pasar a la vida eterna. Estoy segura de que Nikalette está en el cielo sabiendo que algún día volveremos a vernos. Nos sirve de consuelo, no sólo para mí sino para el resto de la familia y amigos. Otra cosa que también nos sirve de consuelo es saber que ya no sufre de convulsiones por la epilepsia.

Nuestra familia, la comunidad de Aurora y yo estamos aceptando esta separación que es sólo temporal. Aunque su partida fue dolorosa y difícil, nuestra profunda fe en Dios nos sostiene sabiendo que todos nacemos con Cristo, vivimos con Cristo y morimos con Cristo. Dios es más grande que todas las cosas de este mundo, por lo que no debemos tener temor. He sido muy bendecida al saber que hice todo lo posible para guiar, amar y ayudar a Nikalette con cualquiera de sus necesidades. Ha sido una gran bendición el poder publicar este libro en inglés y español como homenaje para Nikalette y también para ayudar a otras personas que sufren de epilepsia o un duelo.

En noviembre 7, 2021, Sam Anthony, el hermano mayor de Nikalette, estaba manejando rumbo al trabajo muy temprano Lamentablemente, se le salió una llanta a su carro y tuvo un accidente. El carro quedó destrozado, pero él solamente tuvo heridas superficiales en su brazo izquierdo. Su carro chocó contra una casa, pero sólo le hizo un daño mínimo a un barandal. Gracias a Dios no hubo más percances, aunque la pérdida del carro fue total. En diciembre 21, 2021, mi esposo iba manejando rumbo a la farmacia cuando una persona no se dio cuenta que tenía una luz roja y no se detuvo. El carro de mi esposo fue destruido totalmente en el accidente, sin embargo, a mi esposo no le pasó nada físicamente. Solamente le causó ansiedad y no pudo dormir por varias noches. Gracias a Dios, no les pasó nada a ninguno de los dos durante los accidentes automovilísticos. Esto me hace creer que Nikalette está cuidándonos desde el cielo ahora que es nuestro ángel de la guardia. Ella está con nuestro Padre Jesús, quien también nos cuida siempre.

Juan 11:25 "Jesús le dijo: Yo soy la resurrección y la vida; el que cree en mí, aunque muera, vivirá».

Mi nieta vivirá siempre en nuestros corazones nunca será olvidada su espíritu está con nosotros. La biografía de Nikalette es una historia totalmente real. Es un reflejo de su vida donde escribo sobre su profundo amor por Dios y los demás.

Áreas cubiertas en este libro en honor a Nikalette son las siguientes:

- La biografía de Nuestra Miss Yabucoa Princesa Puertorriqueña 2017-2018.
- Crear conciencia acerca de la Epilepsia y el duelo.
- Servir a otros como inspiración para desarrollar una fuerte fe en Dios, incluso con discapacidades y desventajas para triunfar y ser feliz.
- Demostramos nuestro agradecimiento y mandamos bendiciones a todas las personas que formaron parte de la vida de Nikalette desde su nacimiento hasta ahora.

Estoy extremadamente segura de que mis conocimientos de enfermería, al igual que mi experiencia familiar, espiritual y abuela de Nikalette serán de beneficio para todos los que lean este libro. Y también Nikalette's triunfos logros, sus últimas asignaciones, poemas, y recuerdos, serán de beneficio para todos los lectores de este libro y desean acercarse a Dios. Nikalette será su inspiración.

Mi encantadora nieta, la historia de su vida será para siempre y servirá a otros de inspiración. Nikalette, la princesa guerrera que luchó contra la epilepsia para alcanzar sus grandes sueños para el futuro. Un día esperaba convertirse en doctora. Quería ser una neuróloga para poder tratar a las personas con epilepsia y acercarlas a Dios. De esta manera, ellos estarían sustentados por su fe, y su sufrimiento estaría en las manos de Dios y no en ellos. Ahora Nikalette lo está haciendo a través de este libro.

Después de su muerte, varios amigos vinieron a mí y me dijeron que habían perdido a un miembro de la familia durante una grave convulsión epiléptica, principalmente mientras dormían, pero nunca me lo mencionaron antes. No me había enterado de que había tantas personas con experiencias similares. Me contaron sobre sus seres queridos que murieron durante una convulsión o complicaciones con la epilepsia. Ellos estaban sufriendo por la falta de conocimiento sobre la epilepsia y el no conocer cómo cuidar a sus familiares durante las convulsiones. Sabiendo eso, hice una extensa revisión de la literatura sobre epilepsia y decidí compartir este conocimiento con el mundo. Espero ayudar a otros al compartir las precauciones para las convulsiones y posible evitar accidentes como también aprender a lidiar con el duelo con una dieta saludable, Ejercicio, grupos de apoyo, ver al médico, trabajadora social o psicólogo si es necesario.

Ojalá pudiera volver al pasado, aunque sea por unos momentos, cuando estaba cuidando a mi nieta. Me gustaría poder llevar a Nikalette a la escuela, a los deportes, a la iglesia, y a la biblioteca. Me encantaría viajar juntas de nuevo. Recuerdo su sonrisa, su personalidad alegre, y su pasión por aprender. Me encantaba enseñarle cómo cuidar a los pacientes. Aunque todas las cosas que menciono están en el pasado, ella dejó una marca memorable en mi corazón y en mi mente y asimismo a todos los que la conocieron.

Espero que todos ustedes, los lectores, sepan que la vida es demasiado frágil y que estamos aquí temporalmente. Debemos vivir nuestro día como si fuera el último día en este mundo conectados con Dios, hablando, orando, leyendo la biblia, sirviendo a nuestros hermanos especialmente los niños, ancianos emigrantes, enfermos, a todo el necesitado, familia y amigos. Sobre todo, ahora con tantas crisis alrededor del mundo en todos los aspectos económicos, sociales cambios climáticos huracanes, otros virus, otras epidemias, y guerras y problemas globales. Necesitamos una fuerte fe en Dios. Tristemente hay muchas personas alejadas de Dios. Sugiero una buena actitud, amor por los demás y una resolución de conflictos de manera pacífica. Dios nos está cuidando para que podamos cuidar de los demás como lo hizo Nikalette ayudando a otros a pesar de su epilepsia.

Disfruté leyendo los recuerdos, tarjetas, cartas y poemas de los compañeros de clase y miembros de la familia, como también de los estudiantes sus visitas diarias después de la escuela ahora ya todos se mantienen más alejados por que se fueron a la universidad y unos se casaron y están viviendo en otros estados, pero cuando vienen de vacaciones siempre nos visitan pocos de ellos se quedaron en Aurora los cuales todavía mantenemos en contacto. Seguro que a ustedes también les gustará leerlos. Fueron de mucha ayuda, ya que sirvieron de alivio durante el proceso del duelo. Al leer este libro, sé que todos ustedes quedarán impresionados con esta biografía, como también incorporando nuevos datos sobre la epilepsia, el proceso del duelo, nuestra fe católica cristiana, y reconocerán que sin Dios no hubiéramos sobrevivido esta tragedia.

Nuestra familia y comunidad de Aurora hacemos cada 10 de mayo una reunión en el cementerio frente a la tumba de Nikalette allí oramos, recordamos a Nikalette y después comemos algo ligero lonches o pizza con agua y refrescos o sea un buen rato compartiendo con mi nieta, rentamos sillas y mesas traemos las flores a Nikalette y así la recordamos. Una amiga viajo desde Dallas a este convivio el mes pasado la reunión es de 5-7pm cuando llegan todos después de su trabajo y podría decir que han asistido de 50-60 personas aproximadamente.

. Quiero elevar nuestra fe en Dios y hacer saber al mundo entero el orgullo de ser latinoamericanos viviendo en Estados Unidos con reglas, trabajo, bienestar y actualizado en todos los aspectos en el mejor país desarrollado donde hemos encontrado muchas amistades, que ya los consideramos nuestra familia extendida y nos ayudamos unos a otros como una grande familia.

Así poder demostrar algunas tradiciones de la cultura hispanoamericana. Se incluyeron también algunas últimas tareas de Nikalette en este libro, poemas, anécdotas para honrarla y recordarla siempre, y varias actividades en familia y comunidad estudiantil.

Es una bendición saber que mi nieta tuvo una influencia positiva en la vida de otros a su temprana edad. Ella tocó a tantas personas al ayudar a otros con sus necesidades. Ella realmente fue una adolescente extraordinaria que a pesar de ser una persona con epilepsia nunca se detuvo a jugar deportes, estudiar, servir en su escuela como líder, en la iglesia y comunidad tenía muy buen corazón, mucha energía e inteligencia. Su condición médica no la detuvo para lograr múltiples metas y éxito. Estoy positivamente segura de que ustedes los lectores quedarán satisfechos de Nikalette Simental-Rivera, la bella princesa guerrera que luchó contra la epilepsia y todas sus dificultades. Ella nunca se rindió. Obtenía su fuerza gracias a su inmenso amor a Dios, orando en la mañana mediodía y noche, de Dios venían sus fuerzas y talentos de seguir adelante cuando estamos con Dios estamos bien no importa la situación o la tragedia que sea. Ahora ella es nuestro ángel en el cielo. Qué bendecidos somos de haber compartido la vida de Nikalette y ahora ustedes la conocen por medio de este libro.

La muerte de Nikalette sirvió para unirnos aún más entre miembros de familia, amigos, estudiantes y la comunidad de Aurora, Il. Nos cambió a todos nuestra vida al mejorar y aumentar nuestra fe en Dios. Nuestra vida nunca será la misma sin su presencia, pero seguiremos adelante con nuestras vidas. Con una fe fuerte en nuestro Señor Jesucristo y nuestra Virgen María, estamos avanzando a una vida mejor sabiendo que un día nos reuniremos con mi querida nieta cuando el señor nos llame a su reino celestial.

La literatura sobre epilepsia que leí para poder escribir parte de la redacción de este libro mejoró mis conocimientos, enriqueció mi cerebro con datos actualizados y me lleno de sabiduría para poder compartir con ustedes. Estoy muy positiva en que el lector también aprenda un poco más sobre el cuidado de las personas con la epilepsia por medio de este libro y de nuestra experiencia familiar.

Yo continúo de voluntaria en un hospital cerca de mi casa, Ascensión Merry Medical Center. Ayudo en el programa de espiritualidad y sirvo como ministra de eucaristía para las personas que están enfermas en casa, hospitales y asilos de ancianos. Ofrezco servicios de enfermería cuando son necesarios. Además, pertenezco y trabajo como voluntaria en la iglesia Santa Rita. Finalmente, fui una tesorera para el Concilio de LULAC 5218 (League

United Latinos Citizens) Liga de ciudadanos americanos unidos un concilio en la ciudad de Aurora, Illinois. Y continuare activa ayudando a mi familia y comunidad.

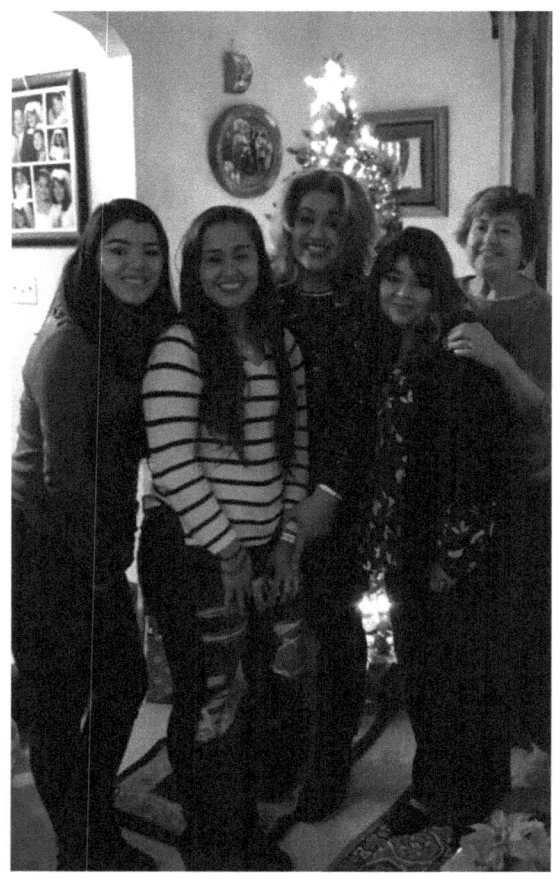

Aquí comparto fotos de la última época Navideña con Nikalette (diciembre 2017). Ella trae puesto un suéter con rayas. De izquierda a derecha: su prima Liliana, su madre Sandy, su tía Lily y yo- la abuela.

Bibliografía

Recursos y referencias sugeridas

Castro Vargas, Luis Fernando Muerte súbita con epilepsia (SUDEP). Med Leg Vol.30 (Septiembre, 2013): n.2 Medicina Legal de Costa Rica.

Clark Damien, Rainey Kate, Epilepsia Journal of Clínica Neurociencia Vol. 23, (2016): 58-62 – Estudio post mortem basado en muerte súbita inesperada en epilepsia.

Centros para el Control y la Prevención de Enfermedades Epilepsia Datos y estadísticas, Vol. 66 (2018).

Devinsky, Orrin. Muerte súbita e inesperada en la epilepsia New England Journal of Medicine. Vol. 34 (2011).

Hickey, Joanne V, PHD, RNCS, ANP, CNRN, FAAN. La Práctica Clínica de Enfermería Neurológica y Neuroquirúrgica Cuarta Edición. (1997). Universidad de Texas Lippincott, Filadelfia, Nueva York.

Maguire MJ, Jackson CF, Marson AG, Nolan SJ. Muerte súbita inesperada en epilepsia PubMed (2016).

Instituto Nacional de Trastornos de Neurología y Derrame Epilepsia Hope a través de la investigación. Abril 2015 (N°15-156).

Nueva Biblia Católica Americana Revisada 2011, 2006.

Plan de Atención de Enfermería a las Convulsiones (2018). PubMed. NRSNG, LLC.

Sperling, MR Muerte súbita inexplicable en la epilepsia. Epilepsia actual. Vol. 1. (2001): 21-23.

Tiempos de Taipéi. Doctor presenta una nueva teoría sobre los tiempos de la muerte de Bruce Lee (2006). Noticias/archivos mundiales.

Topiramato: Nuevos avances en el tratamiento de la epilepsia. Vol. 37, (2016): Suplemento 2.

Los textos de las Escrituras han sido tomados de La Biblia revisada 2011 (New American Bible Revised Copyright 2011). Han sido usados con permiso del propietario de los derechos de autor. Confraternidad de la Doctrina Cristiana, Inc., Washington, DC. Reservados todos los derechos. Ninguna parte de la Nueva Biblia Americana puede reproducirse de ninguna forma sin el permiso del propietario de los derechos de autor.

Internet

https://www.epilepsysociety.org.uk/tipos-de-convulsiones

https://wwwepilesy.com/make-difference/public-awareness

https://care.cincinnatichildrens.org/epilepsy/
treatmentgclid=EAIaIQ

https://danielamenmd.com/

https://www.medlineplus.gov/Spanish/ency/article/003200

https://www:.elsevier.com/locate/ebcr

https://www.grief.com/the   –cinco-etapas-del-duelo
Elizabeth Kubler Ross y David Kessler

https://www.epilepsy-specialist/encuentre un Dr.

Línea de ayuda 1800-322-1000

www.ingramcontent.com/pod-product-compliance
Lightning Source LLC
Chambersburg PA
CBHW041625140626
46547CB00030B/960